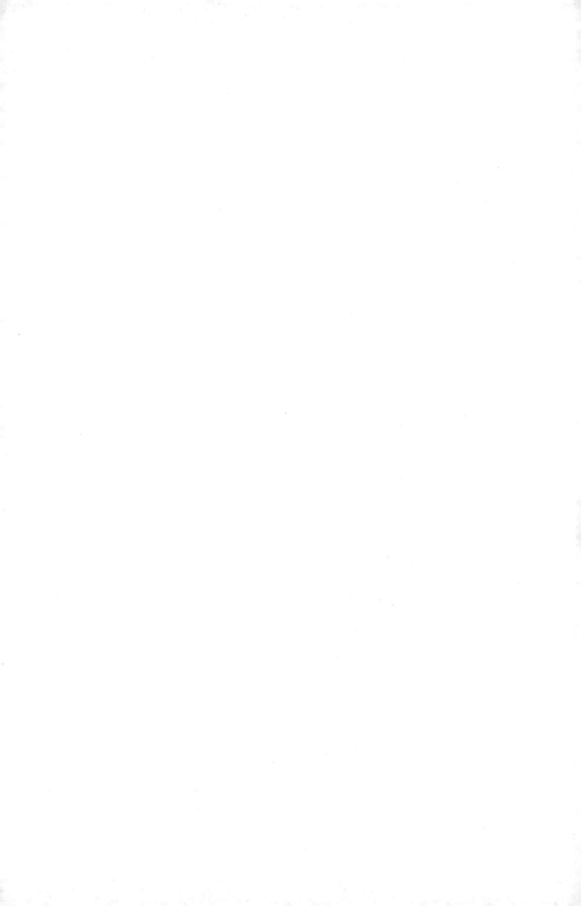

上海王正国创伤医学发展基金会支持

上海交通大学"卫生政策"研究生系列教材
上海交通大学–耶鲁大学卫生政策联合研究中心策划

院前急救管理
与序贯医疗体系

蒋建新　　主审
王　韬　等　编著

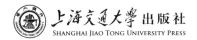

上海交通大学出版社
SHANGHAI JIAO TONG UNIVERSITY PRESS

内容提要

本书系上海交通大学"卫生政策"研究生系列教材,旨在全面系统地介绍院前急救管理的基本理论、实践方法以及序贯医疗体系的建设与发展。通过深入研究院前急救管理的各个环节,以及序贯医疗理念在急救医学中的应用,力求为广大急救医学工作者及医学生提供一本具有实用价值和指导意义的专著。

图书在版编目(CIP)数据

院前急救管理与序贯医疗体系/王韬等编著.

上海:上海交通大学出版社,2024.10—ISBN 978-7-313-31075-0

Ⅰ.R459.7;R199.2

中国国家版本馆 CIP 数据核字第 2024GT4900 号

院前急救管理与序贯医疗体系
YUANQIAN JIJIU GUANLI YU XUGUAN YILIAO TIXI

编　著:王　韬 等
出版发行:上海交通大学出版社　　　　　　　　地　　址:上海市番禺路 951 号
邮政编码:200030　　　　　　　　　　　　　　电　　话:021-64071208
印　制:上海新艺印刷有限公司　　　　　　　经　　销:全国新华书店
开　本:710mm×1000mm　1/16　　　　　　印　张:14.75
字　数:231 千字
版　次:2024 年 10 月第 1 版　　　　　　　　印　次:2024 年 10 月第 1 次印刷
书　号:ISBN 978-7-313-31075-0
定　价:68.00 元

主 编 介 绍

王韬，主任医师、教授、博士生导师，上海领军人才，全国创新争先奖状获得者。先后担任国家临床重点专科、上海市重中之重学科、上海市公共卫生重点学科、上海市中西医协同引导学科负责人；主要研究方向为创伤急救、应急医学和大健康工程管理。历任上海交通大学-耶鲁大学卫生政策联合研究中心灾难应急分中心执行主任、上海交通大学中国医院发展研究院卫生应急管理研究所所长，国家老年疾病临床医学研究中心（华山）PI，赴武汉国家紧急医学救援队（上海）副领队，上海市同济医院急诊创伤救治中心主任、断指再植中心主任、大健康工程管理研究所执行所长；兼任中国医学传播学教学联盟理事长、中国研究型医院学会心肺复苏专委会常委、中国药学会科技传播专委会委员、上海市工程管理学会大健康工程管理专委会主任委员、上海市信息学会理事、上海市医院协会急诊管理专委会副主任委员、上海市医学会创伤专科分会委员、上海市医师协会创伤外科医师分会委员，是 *Journal of Emergency Management and Disaster Communications*（JEMDC）国际期刊创始主编、《十万个为什么·健康版》杂志编委会主任。发表论文超过 100 篇，包括 LANCET、BMJ Global Health；获得知识产权超过 20 项。原创提出现代应急医学体系理论框架、创伤救治序贯医疗理论，探索创立医学传播学和大健康工程管理新兴学科。先后获得国家科技进步奖二等奖、上海市科技进步奖一等奖，获中宣部"全国最美志愿者"、中国科协"十大科学传播人物"、首届"国之名医"、中央网信办"网络正能量榜样"等称号。

编 委 会

主 审

中国工程院院士	蒋建新

主 编

上海市同济医院	王 韬

副主编

上海市医疗急救中心	吴晓东
上海市同济医院	王 俏

编 委（按姓氏笔画排序）

上海市宝山区吴淞中心医院	丁利倩
上海市奉贤区医疗急救中心	王仕豪
上海市同济医院	甘 迪
上海市青浦区医疗急救中心	史 野
上海市普陀区中心医院	史兆雯
上海市崇明区医疗急救中心	朱铁成
上海市金山区亭林镇社区卫生服务中心	许东晴
上海市医疗急救中心	许毅强
上海市同济医院	孙 烽
上海师范大学	严晶晶
上海市同济医院	李 俊
上海市嘉定区中心医院	吴 晓
上海理工大学	张 广
中国人民解放军陆军特色医学中心	张 良
上海市宝山区医疗急救中心	张 婷
上海市浦东新区医疗急救中心	张春芳
上海市宝山区医疗急救中心	陆志仁

波克医疗科技(上海)有限公司	陈　航
上海交通大学	陈　梦
上海市嘉定区医疗急救中心	金　鑫
上海市同济医院	庞瑞琪
上海海事大学	孟令鹏
上海市园林设计研究总院有限公司	赵　彦
上海市同济医院	柳伊娜
上海市松江区医疗急救中心	度学文
上海市嘉定区医疗急救中心	顾建华
上海市医疗急救中心	倪同钦
上海健康医学院	徐　婷
上海交通大学医学院附属第一人民医院	章晓淼
上海市闵行区医疗急救中心	葛英军

总　序

　　上海交通大学-耶鲁大学卫生政策联合研究中心成立于 2018 年,是上海交通大学校本部第一所校级卫生政策研究基地,也是耶鲁大学在全球所建立的唯一一所卫生政策联合研究机构。该中心于 2020 年被遴选为上海交通大学的"双一流"校级研究院,并被国家留学基金委评选为国际优秀青年人才培养基地。

　　作为国际优秀青年人才培养基地,为支持青年人才的发展,尤其是研究生的教学,本中心邀请了上海交通大学、耶鲁大学以及医疗卫生行政部门的杰出学者共同出版了"卫生政策"系列研究生教材。该套教材包括了医院管理、医疗保障、公共卫生管理、医患关系管理、医疗信息管理、医疗急诊管理等各方面的主题,并由美国国家医学科学院院士、耶鲁大学公共卫生学院前任院长 Paul Cleary,耶鲁大学生物统计学讲席教授赵宏宇,国家医保局原副局长陈金甫,上海申康医院发展中心党委书记赵丹丹,上海卫生和健康发展研究中心主任金春林,上海市同济医院急诊医学部主任王韬,上海交通大学公共卫生学院教授张智若,上海交通大学国际与公共事务学院教授赵大海,分别担任各本教材的主编。

　　该套教材的编写,不仅紧盯国际卫生政策的理论前沿,更密切结合了卫生政策实践的相关案例,既使研究生们能系统掌握理论知识,又培养了学生们身临其境理解相关实践以及解决实际问题的能力。另外,本套教材出版后,将根据读者反馈进一步完善,并集中出版英文版的同名教材。英文版教材依然由相应中文版教材主编负责。

　　本套教材的出版得到了上海交通大学"双一流"建设经费的支持,得到了各教材主编的鼎力支持和帮助,也得到了上海交通大学出版社的大力帮助。在此一并感谢!

　　此外，本套教材是由本人和 Paul Cleary 院士共同策划和发起。Paul Cleary 院士是上海交通大学-耶鲁大学卫生政策联合研究中心的创始主任，感谢 Paul Cleary 院士对本套教材出版所做出的巨大贡献。

　　虽然各教材主编都是卫生政策领域的顶尖学者，而且均拥有在该领域丰富的教学和科研经历，但各教材的编写过程之中难免存在疏漏或不足，敬请各位读者和同行批评指正、不吝指教。

赵大海

上海交通大学-耶鲁大学卫生政策联合研究中心执行主任

上海交通大学"卫生政策"系列教材总策划

2024 年 10 月 12 日

前　言

随着医学科技的不断进步和人们对生命健康的高度关注,急救医学已成为现代医学领域的重要组成部分。院前急救、院内救治、社区康复缺一不可,其中任一环节交接时间过长都可能导致救治过程脱节,进而延误治疗。针对急性疾病,提升救治效率、改善诊疗效果、完善社区康复,进而形成全生命周期的健康管理体系,是广大医务工作者共同的目标。在长期医疗实践的基础上,我们尝试提出了"序贯医疗"理念,并得到了众多院前急救、急诊医学、社区护理等领域专家的认同。这也使得序贯医疗的实践得以在许多地方开展,并逐渐形成体系。

"序贯医疗"倡导从急救患者电子病历、器械设备、急救技术、早期康复干预等方面建立"院前—院内—院后"高效协同机制,特别是将原本隶属系统不同、业务阶段差异的医疗阶段由"无缝衔接"上升为"融合渗透",推动不同环节的连接由"断点式"向"交错式"升级,并以此为核心形成贯穿社会预防、院前急救、院内救治、院后康复全过程的急救服务体系,促进公众、患者、医院、院前急救机构、康复机构等多方主体的互动与合作。

"序贯医疗"不仅是一个新兴医学术语,更是综合考虑了环境、交通、人文、建筑、信息、心理等社会因素的全景式学术概念。"序贯"思维不仅仅是一种行为的顺序和连贯性,更是一种对时间、空间、系统的整体把握和协调。序贯医疗要求医疗团队在诊疗全过程中,既遵循时间的规律,又要考虑到空间的合理布局,同时还要注重各个环节之间的协调和配合,以及与患者及其家属之间的沟通与理解。这种深刻的理解,不仅提升了医疗实践的效率和质量,也体现了中华文化对和谐与秩序的不懈追求以及对生命的至高尊重。

在上海交通大学、耶鲁大学、国家医保局、上海市卫健委、上海申康医院发展中心等部门及领导的支持下,上海交通大学-耶鲁大学卫生政策联合研究中心策划了卫生政策系列规划教材,《院前急救管理与序贯医疗体系》也有幸成为该系列教材中的一本。来自上海院前急救机构、综合性医院、科研院所和高等院校的专家团队共同编撰了本研究生教材。

全书分为上下两篇,上篇重点介绍院前急救管理的基本理论、医疗管理、质量安全管理以及突发事件预案管理等内容;下篇则着重阐述序贯医疗的概念与内涵、理论与应用、体系建设以及标准流程与质控方案等方面。本书的内容体现了医学教育的专业性和实践性,编撰过程也充分展现了团队合作的精神和跨学科的交流。

希望本书能够为广大医务工作者、医学研究者和医学生提供全面、系统的学习和参考,推动院前急救管理与序贯医疗体系建设的不断发展与创新。在此基础上,序贯医疗所蕴含的新理论、新模式也有待进一步总结和提升,为急诊急救领域的新质生产力发展做出有益探索。

王 韬

2024 年 6 月

目　　录

绪　　论

急诊急救一直是关乎人民群众生命健康的重要领域,并且在整个医疗卫生体系中占有独特的地位。一方面,突发性疾病死亡率、致残率较高,急诊急救直接关系到生命抢救的成功率及其预后;另一方面,无论是院前急救还是院内急诊,均是医疗卫生事业的窗口,直接影响到人民群众的满意度和体验感。为此,急诊急救领域始终是学界和业界研究与关注的焦点,而"以人为本"的急诊急救服务也早已成为广大医务工作者的共识。

所谓急救医学,是专注急性疾病和突发伤情的紧急干预与研究的学科,致力于揭示各类急性病变、急性创伤的病因病理,并提供高效诊治手段。它不仅是在突发灾害和严重疾病面前保护人类生命安全的紧急措施科学,更是临床救治中不可或缺的重要一环。急救医学的涵盖范围广泛,包括院前急救、复苏学、危重病医学、灾害医学、创伤医学、毒理学以及急救医学管理学等多个方面。

为了强化城市急救工作的系统性和专业化,国务院于 1980 年主持召开了第一次全国性急救工作会议,深入探讨了我国急救医学事业的发展方向和策略。会后,原卫生部发布了中华人民共和国成立以来的第一份急救工作文件《卫生部关于加强城市急救工作的意见》,明确提出了"急救中心站"作为专业急救机构的名称,并鼓励医院设立急诊室,并逐步过渡至更为专业化和规范化的急诊科。值得注意的是,我们通常所提到的"急救医学"是对院内急救与院外急救活动的总称,与"急诊医学"在概念上存在一定区别。因为急诊医学更多指代在医院急诊科室内的救治行为,而无法全面覆盖天空、海洋、矿山等复杂环境中的紧急医学处置。

一、急救医学的现状与挑战

目前我国院前急救、院内救治、住院诊疗、院后康复等阶段病程仍为"环节型"。例如，院前院内的衔接需要调度中心、急救中心与医院三者之间协同合作，而急救中心与医院隶属于不同业务系统，彼此之间存在信息壁垒，在急救过程中会存在信息的延误、延迟或部分信息丢失，增加急救风险和不确定性。院前急救无法掌握院内医疗资源的使用情况，救护车送诊患者多依从就近救急、专科优先、合理分流和尊重患者意愿等原则，但在实际送诊过程中往往基于院前急救医生的经验判断而非端到端的急救资源规划，导致患者到院后等待时间较长、院内救治团队启动延后等现象屡见不鲜。在缺乏高效沟通机制的情况下，为了避免压担架，还会有多次转院送诊的情况发生。

此外，因院前急救与院内救治隶属不同系统，患者的检查信息不能及时同步获得。患者在院前急救时的基本信息和部分血生化、心电图等检测结果无法及时同步到院内，容易延误抢救时机。院前院内的交接制度也尚未形成统一标准，我国大部分地区院前急救与院内急救的责任机构相互独立，因救治时间紧迫，双方多采取电话口头交接方式，书面交接单也非常简单，在短暂的交接时间段内很难充分将患者的致伤原因、伤情和前期处理情况表述清楚，使得院内抢救缺乏第一手资料。

病患由院前急救团队转运至医院急诊科室后，再由急诊医师接诊、救治，伤情复杂时还需要邀请专科医师会诊，或转入专科病房继续治疗。这种机制容易因为某一环节交接时间过长引发救治过程脱节，从而延误治疗。在狭窄的黄金抢救窗口期中，尤其对于急危重症患者来说，采取确定性救治的时间节点越早，患者的生存概率越大。因此院前院内协同救治管理和院内乃至院后多科学融合救治体系的建设势在必行。

二、序贯医疗理念的缘起与发展

急救医学是一门综合学科，因患者病情的未知性以及病情变化的急骤，需要在最短时间内采取有效的救治措施，通常需要多学科共同参与。既往院前急救和院内救治分阶段的诊疗模式在诊疗效率、患者预后等方面还有较大提升空间，现代急救医学需要院前急救和院内救治从急救患者电子病历、急救器械设备、急救技术等方面深度融合，建立院前院内有效的协同反馈机制，以促进急救医疗服务人员的决策效率和技术能力提升，使患者获得更加科学、合理的全过程急救诊疗服务，进而提升患者安全性。

"序贯医疗"是一个新兴学术理念,是在现代急救医学中产生的,将院前急救、院内救治、院后康复有机融合的一种医疗模式。通过协同诊疗、急救科普、信息共享、联合教学查房等活动,推动公众、患者、医院、院前急救机构、康复机构等主体的多重互动,推动院前、院内、院后由"无缝衔接"上升为"融合渗透",从而形成"以人为本"的全过程急救医学新体系。"序贯"一词强调事物内在之间的时空连贯、协调融合,提倡在急诊急救服务中,通过时序交替、空间合理安排、资源集成与优化配置,对诊疗全流程进行整体贯穿和连接,维护人民生命安全、保障患者生存质量。

创伤性疾病由于致伤机制相对明确、诊疗救治的病程相对清晰,成为现阶段序贯医疗理论研究与应用实践的重要代表性方向。同时,随着社会需求的增加和全生命周期的健康管理概念深入人心,对序贯医疗的探索也从院前院内延伸至院后康复乃至社会预防领域,逐渐演化为集社会预防、院前急救、院内救治、院后康复于一体的复杂系统工程。

三、序贯医疗在急救医学中的核心价值

1. 打破阶段性、局限性的诊疗壁垒

传统的急救医学诊疗模式往往存在阶段性、局限性和分割式的问题,导致患者病程管理在不同诊疗阶段之间缺乏有效衔接,影响治疗效果。序贯医疗通过一体化的全程式医疗参与,将预防、发现、诊断、治疗、康复等阶段紧密连接,确保患者在整个治疗过程中得到连续、协同的医疗服务。这不仅提高了诊疗效率,也有效提升了医疗服务质量。

2. 促进跨学科合作与创新

急救医学中许多复杂的危重症疾病需要多学科协作才能有效解决。序贯医疗强调跨学科的合作与创新,通过整合各学科的优势资源,推动医学科技的进步,提高疾病的诊疗水平。同时,序贯医疗也为医学教育提供了更丰富的教学资源,有助于培养出更高水平的医学人才。

3. 提升医疗服务质量与教学水平

序贯医疗的实践促进了医疗服务质量与教学水平的共同提升。通过院前急救医生到院内协同查房、院内医生的导师制带教等方式,提升了医务人员的技术能力和教学水平。同时,序贯医疗也推动了医疗技术的创新,促进了科技

成果的转化和应用。

4. 构建数据融合治理的信息一体化平台

序贯医疗基于院前、院内、院后的病例交集构建了信息一体化平台,有助于打破救治链上的信息壁垒,实现全流程医疗信息的实时共享和交互。这不仅可以提高医疗救治的连续性和协同性,还可以为医学科研提供有力的数据支持。在发达地区和核心城市的医院中,急诊大数据挖掘和5G智慧平台技术已经得到广泛应用,为急诊急救医学的发展开拓了想象空间。

5. 因地制宜探索适合区域发展的医疗信息共享模式

不同地区之间存在较大的差异,完全的同质化发展尚存在一定难度。因此,全国各地需要因地制宜地探索适合本地区的医疗信息共享模式和信息平台建设方案。这不仅可以提高医疗服务的针对性和有效性,还可以促进医疗资源的合理配置和充分利用。

6. 实施高度集成的属地化管理模式

序贯医疗要求院前、院内、院后等不同业务阶段的医务人员协同连贯地开展救治工作,而如何做到统一管理是一个重要问题。属地化管理模式能够将医疗资源、医疗服务与患者管理等方面紧密结合,实现一体化管理、一门式服务。这不仅可以提高医疗服务的连续性和协同性,还可以提高医疗资源的利用效率。

四、在急诊急救领域探索新质生产力的发展方向

序贯医疗体系在急救医学中具有巨大的潜在价值。通过打破传统诊疗模式的壁垒、促进跨学科合作与创新、提升医疗服务质量与教学水平、构建全流程信息一体化的平台以及实施属地化管理模式等创新措施,不仅有助于提高急救工作的效率和质量,还能够为患者带来更加安全、高效的医疗服务。未来,随着技术的不断进步和应用的持续深入,序贯医疗体系将在急救医学领域发挥更加重要的作用。

正如著名医学家威廉·奥斯勒所言:"医学是一门不确定性的科学和可能性的艺术。"在急救医学中,不仅要关注医疗技术的创新与发展,还要注重人文关怀和团队协作。序贯医疗作为现代急救医学中的新兴理念,倡导社会预防、院前急救、院内救治、院后康复等环节的有机融合,构建了一个以人为本的全过

程急救医学新体系,促进了急救医疗服务的连续性和协同性,有助于为患者提供更加科学、合理的全过程急救诊疗服务。

通过序贯医疗的理论研究和实践应用,有望在急诊急救领域探索创伤一体化救治的新理论、集成化创伤中心建设的新模式、"首诊治疗制"的新策略、危重创伤综合救治的新技术、院前院内院后融合渗透的新方法、急诊急救医学事业的新文化。

上 篇

院前急救管理与预案

第一章　院前急救概述

院前急救是我国急救医疗服务体系及公共卫生保障的重要组成部分。院前急救承担着在患者发病或受伤后，第一时间为其提供紧急医疗救助的重任。其服务质量直接关系到患者的生命安全与健康预后。近年来，随着我国经济社会的快速发展，人民生活水平的提高，以及老龄化进程的加速，院前急救的需求与压力也在持续增大。

第一节　院前急救的概念、历史与意义

一、院前急救的概念

（一）急救医疗体系

《现代汉语大词典》对"体系"的定义是若干有关事物或思想意识相互联系而构成的一个整体。医疗体系的建设是根据人们不同生命阶段的需求，整合不同层级的机构，提供健康促进、疾病预防、诊断治疗、康复和临终关怀等服务。

急救医疗服务体系（emergency medical service system，EMSS），是负责实施有效的现场急救、合理分诊，再把患者安全地转运到医院内作进一步救治的医疗服务体系。完整的急救医疗服务体系包括院前急救、院内急诊和重症监护3个部分，应具备灵敏的通信网络、布局合理的急救网络、高素质的急救专业人员、性能良好的救护车和急救设备。从我国医疗体系内部不同机构的行政归属和工作职责来看，院前急救和院内救治系统大多相对独立，分属于不同医疗机构。目前医疗服务正逐步由"以治病为中心"向"以人民健康为中心"转变。因

此,在服务急危重症患者时,院前急救和院内救治既有各自独立的职责任务,又要相互衔接、融会贯通,形成组织严密、协调统一的"急救链"。院前急救是医疗体系的重要组成部分,处于"急救链"的上游,高效的院前急救能够为处于中下游的院内救治提供一切可能的先决条件。

(二) 院前急救的概念

院前急救包含两层意思:院前指到达医院之前,包括抢救的现场或者转送至医院的途中;急救指目击者或专业人员实施的紧急救护。

广义上的院前急救是一种急救行为,是指伤病员在到达医院之前所接受的各种紧急救治措施,包括检伤分类、就地处置、快速转移等。院前急救处置需要遵循应急处理的一些基本原则,并熟练应用一些常用的抢救技术,如心肺复苏、外伤止血、伤口包扎、骨折固定、伤员搬运等。狭义的院前急救是一种医疗行为,即医疗机构具备行医资质的医护人员进行的急救措施。院前急救医疗机构具有通信器材、专用运输工具和基本医疗设备,可在接到市民通过专用号码呼入的求救信息后,立即对呼救事件和患者进行快速评估分类,并派出专业急救人员,在患者到达医院前,紧急赶赴现场进行抢救和监护,将患者平稳送往目标医院。随着信息技术的发展,电子记录、远程协作和数据共享等手段将使得院前急救更加高效。急救人员可以通过电子记录系统快速获取患者的病史信息,并与医疗机构进行实时沟通和协作,提高救治的准确性和效率。

现代院前急救系统更加重视快速反应和资源整合。通过建立统一的指挥调度中心,院前急救可以更好地协调和整合急救资源,实现快速响应和高效调配医疗资源。此外,急救人员的培训和技能提升也是院前急救关注的重点。院前急救不仅仅是急救中心(站)的任务,也是全社会的任务。特别是在大型灾害事故发生时,仅有急救中心(站)是不够的,还必须动员军队、公安、消防、交通、卫生系统等社会各方面力量共同参与。同样地,公安、消防、交通等突发事件的处置,以及大型社会活动中急救的实施,也需要院前急救系统的紧密配合。

为了促进院前急救的及时、有效实施,亟须提升社区急救和公众参与水平。通过普及急救知识和技能,提高公众对急救的认知和应急能力,可以在紧急情况下为患者提供更早的救助并改善预后。同时,为了提升响应速度、扩大覆盖范围,社区急救站点和志愿者队伍的建设也十分重要。未来,院前急救在科技创新、信息化建设、资源整合和公众参与等方面仍有较大提升空间。院前急救效率的提升能够显著减少患者病情恶化的风险，为院内救治争取更多时间，从而保障人民的生命安全。

《院前医疗急救管理办法》指出，院前医疗急救是政府举办的公益性事业，是社会保障体系的重要组成部分，关系到人民群众生命安全，属于基本公共卫生服务；应由地方各级卫生行政部门按照"统筹规划、整合资源、合理配置、提高效能"的原则，统一组织、管理、实施。院前医疗急救水平的高低，能够反映一个地区的组织管理、医疗水平、应急响应等综合能力。院前医疗急救网络的建设需要统筹安排和预期规划，涉及土地、道路、交通等资源的优化配置，这离不开有关部门的参与、协调和指挥，更要与当地社会、经济发展和医疗服务需求相适应。

（三）我国院前急救的模式

鉴于我国各地区发展不平衡，院前急救单位的发展时期、历史状况各不相同，院前急救服务体系的隶属关系、管理模式也各不相同。当前院前急救模式可分为独立型、指挥型、依托型、综合型、消防结合型等[1]。

1. 独立型模式

独立型模式以北京和上海为代表，急救中心不仅配备了车辆和工作人员，包括医生、司机和急救人员，还作为独立的医疗卫生机构，设有宣传、教育、研究等机构，负责院前急救技术的培训、教育和科研，开展群众性急救知识的普及和教育。急救中心拥有院前急救的指挥调配权和人、财、物等各类资源的调配权。依据地理区域，以派送半径为原则，合理规划分站、站点，与医院密切合作，形成急救中心负责院外救治转运，院方承担院内的进一步诊疗的急救网络。该模式急救中心自主性高，便于管理，但对政府财政投入的需求更高。

2. 指挥型模式

指挥型模式以广州和成都为代表，急救中心只负责院前急救的简单指挥调度工作，人员、车辆则由各急救网络医院提供。该模式急救站点布点相对容易压缩急救半径，财政投入较少，但在管理上存在一定的难度，急救中心并没有很高的权限。

3. 依托型模式

依托型模式以重庆为代表，急救中心挂靠在一所大型综合性医院里，指挥调度相对独立。该模式便于在依附医院开展院前院内一体化治疗,但跨站点之间缺乏协同调度。

4. 综合型模式

综合型模式是国内二三线城市急救中心的主要运行模式。急救中心拥有院前急救的指挥调度权力,采用"直属急救站+网络终端医院"的模式。即急救站的人、财、物等资源归属急救中心管辖,网络医院在急救半径以外的站点配备人员、车辆,统一由急救中心调度。该模式急救中心具有相对的自主性,对政府财政投入的要求也低于独立型,但在对网络医院的质控管理方面存在一定的难度。

5. 消防结合型模式

消防结合型模式是香港特别行政区主要的院前急救方式,院前急救由消防处负责,香港消防处后方救护科负责救护车管理。该模式对院前急救人员的从业要求不高,有效避免了急救人员缺乏的状况出现,但急救人员缺乏医疗的专业性。

二、院前急救的历史

(一)世界院前急救的历史

院前急救起源于战场上的战地医疗救护工作,战争期间军队组织医疗人员进行战地急救,为受伤的士兵提供紧急治疗和转运,这一阶段的急救工作主要依靠医疗人员的个人经验和技能。1240 年,战争中的意大利佛罗伦萨建立了世界上第一个"救护站",其职能是救护和转运战伤人员。在救护站,有一群人专门为伤员包扎,用担架和马车运送伤员,他们来源复杂,包括手艺人、修道士等,也正是他们共同组成了世界上第一支紧急救援队。

1268—1314 年,法国菲利普四世把理发师和外科医师加入了陆军,最早在战争中引入移动医疗急救服务。1550 年,亨利二世创建了世界上第一家治疗战伤军人的移动医院。19 世纪初拿破仑时代,法国诞生了紧急医疗救助系统。1811 年,拿破仑一世将巴黎的消防员组成了消防部队,为院前急救归属于消防部门奠定了基础。1883 年,法国巴黎创建了一支用两匹马来运送传染病患者的救护车队。1884 年,法国消防组织除配备属于巴黎市区的救护马车外,还被赋予紧急现场医疗急救灾难伤员的任务。第二年,全法消防员加入院前急救服务体系,但火警服务仍在医疗急救中占有重要地位,尤其是发生在公共场所和高速公路上的火灾事故。

19世纪的德国,急救工作由红十字会和车友会共同主持。时逢汽车刚刚被发明,稳定性好、反应灵活的特点使得汽车成为救护车的第一选择,车友会的参与为急救工作开展提供了有效保障。德国当时的救护车有两种使用情况,一种是将救护车停泊在医院附近,急救医生驻守在医院,在日常工作中一旦遇到急救任务,隶属于红十字会的急救中心就能通知医生坐救护车出诊;另一种是在事发地临时汇合,即医生、助理和救护车均不在同一地点,如有需要,急救中心通知其分头赶往事发地,待医生、助理稳定伤情后,将伤患抬上前来会合的救护车送往附近医院。

1948年,英国开始实行"国家卫生服务制",向所有居民免费提供医疗服务,其中也包括急救医疗。英格兰和威尔士分别设立了5个急救站,并在伦敦急救站内设立了"中央调度室",专用急救电话号码"999"能够接收整个大伦敦地区的急救呼叫,并且能够调集救护车。调度员接到呼叫后,可以根据患者的具体情况,直接与急救小组用直通电话联系消防队或者交警。当时紧急服务工作人员分为两类,仅从事救援工作的人员和从事非紧急事件应急处置工作的人员。所有从事救护工作的人员,必须经过12周的专业培训,学习各种理论和操作课程,并到急救站实习一年,通过考核后才能获得国家卫生服务机构授予的专业技术职称,从而进入急救医疗体系工作。当时负责紧急抢救的医务人员,在整个医疗体系当中享有较高地位。1985年,英国成立了急诊外科医师协会,下设140多个处理急症的专门机构。英国皇家医学院也开设了专门课程,负责培养下一代急救医生。通常情况下,40%的急症患者需要依赖急救系统,而战时90%以上患者都经过急救系统处置。对于症状较轻的患者,各区段的保健医生会进行现场处理。若遇到无法处理的情况,患者将被及时转送至医院进行进一步治疗。目前,英国的紧急医疗计划主要针对高速公路等交通意外事件,为应对交通不便地区的应急救援,还配备了医疗直升机用于转运伤员。此外,英国还十分注重对公民和警察的急救知识教育,因为他们往往最先到达现场,只要拨打呼救电话并提供准确地址,救护车平均8分钟就能赶到现场。

20世纪是急救领域新技术和新方法不断涌现的时期,开创了崭新阶段。

以彼得·萨法尔(Peter Safar)和詹姆斯·伊拉姆(James Elam)为代表的先驱者在 50 年代至 60 年代共同创造了以心肺复苏术为基础的生命支持体系,包括仰头提颏法、口对口人工呼吸和徒手胸外按压等施救方法。但其数据主要来源于志愿者的测试,此时心肺复苏还停留在理论阶段。直到 1960 年,库文霍芬(Kouwenhoven)等初次报道使用胸外按压方法成功挽救患者生命,心肺复苏术(cardiopulmonary resuscitation,CPR)的应用逐渐被广为接受。

20 世纪 60 年代后期,美国提出了救护车的标准和要求,从设计、制造到设备,基本上已经可以满足院前急救的需要。1968 年,美国急诊医师协会成立。1970 年,急诊护士协会成立。同一时期,美国、德国、瑞典、丹麦等多数发达国家建立了空中救护站,与一般发展中国家也形成了空中救护相配合的格局。美国加州大学洛杉矶分校设立急诊医学进修学院,各医学院校将急诊医学定为必修课程。1979 年,急诊医学正式成为一门独立的医学专业。

从早期的院前急救措施发展到当今遍布世界的成熟急诊医疗体系,急诊医学的飞速发展为保障人类健康和生命安全作出了巨大贡献。各国由于经济水平差异,院前急救发展情况也各不相同。发达国家建立了较为系统的院前急救体系和网络,相关专业人员培训、急救知识普及教育、现代化医疗设备及交通工具的配备,都为欠发达国家和地区的院前急救体系建设完善提供了良好借鉴。

(二) 我国院前急救的历史

我国的院前急救体系建设起步较晚,作为相对独立的组织形式,院前急救经历了从无到有、从站点到局部网点的构建过程。1894—1904 年间,鼠疫在香港大规模流行,当地各医院都无法收治,最终只能由洁净局的工人用帆布手推车将患者转移至隔离医院救治。这种运送车是在手推车上安装一个铁制支架,上面铺着白色的帆布,防止患者被太阳晒、被雨淋。因为白色的车上印有红十字标志,所以又叫"十字车",这也是最早出现在香港的救护车。1919 年,香港有了第一部机动救护车。从此时起,救援组织机构也正式划归消防部门管理。

20 世纪中叶以后,随着社会经济的发展,交通工具、通信设备日渐丰富,医疗技术也在不断提高,医院的院前急救得到了突飞猛进的发展。国内院前急救系统开始参照苏联模式,通过在一线城市设置"急救站",完成急危重症患者和因意外灾害事故受伤人员的现场救护和患者转运工作。

1980年，国务院在北京主持召开了中华人民共和国成立以来的第一次全国性急救工作会议，北京、上海、天津、西安、广州、重庆、长春、杭州、哈尔滨、南京等10个城市的急救站参加了此次会议。会议成立了我国第一个急救医学学术团体——中国急救医学研究会。同年10月，卫生部正式颁发了关于急救的文件《卫生部关于加强城市急救工作的意见》，对急救站和急救分站的任务、设置原则、组织管理等作出了明确指示，标志着我国在建立城市救护网方面开始了规范性探索。

1983年，我国政府与意大利政府合作在北京建立了现代化医疗急救中心。随着国家卫生体系的建立和发展，我国开始加强对院前急救服务的组织和指导。1988年，卫生部印发《卫生部关于加强和改进急救工作的意见》，明确了急救工作的重要性和急救体系的建设，提出了加强急救人员培训和急救设备配置的要求。同年3月，北京急救中心正式投入运转，原邮电部与原卫生部正式批准的"120"急救电话启用，这个免费的特殊服务电话一直沿用至今。

随着急救理念的不断进步，我国开始了急救人员的培训和专业化建设，各地纷纷建立急救中心和急救站点，并配备专业的急救人员和设备。1994年，《医疗机构管理条例》再次规范了急救中心（站）及医疗机构的基本标准。2014年，国家卫生计生委根据《中华人民共和国执业医师法》《护士条例》等法律法规，制定并正式实施了《院前医疗急救管理办法》（以下简称《办法》），对院前医疗急救工作的管理规范、人员紧缺等问题进行了系统部署。这也是我国第一部针对院前医疗急救管理制定的政策法规，对促进我国院前医疗急救事业的科学健康发展意义重大。《办法》明确要求建立院前医疗急救网络，对有限的院前医疗急救资源进行统筹利用，避免或减少院内二次内部调度，缩短呼叫反应时间，提高急救效率。以急救中心（站）为主体，卫生行政部门根据急救半径和呼叫反应时间，确定医院联合组成的院前医疗急救网络。为提高效率、避免资源浪费，《办法》第十三条规定：全国院前医疗急救呼叫号码为"120"。此后，各地各单位对现有其他号码进行了规范和整顿，全国急救呼叫号码正式统一为"120"。

2020年9月17日，由国家卫生健康委、国家发展改革委、教育部、工业和信息化部、公安部、人力资源社会保障部、交通运输部、应急部、医保局联合制定的《关于进一步完善院前医疗急救服务的指导意见》就各地如何构建反应迅速、布局合理、信息互联互通的院前急救体系提出了要求[1]。如今，人民至上、生命至上的理念已经深入人心,国家对院前急救体系的建设也越来越重视。全国城市已初步建成二级或三级院前急救网络系统,全天候提供应急医疗服务。

近年来,我国积极推动院前急救与医疗系统的深度融合,旨在构建更加完善和高效的院前急救救治体系,提高急救能力和水平,以保障人民生命安全和健康。相关体系涵盖了急救中心、急救站点、急救车辆等基础设施的建设,以及急救人员的培训和专业化发展。同时,通过院前急救与医疗机构的紧密合作,实现了院前急救到院内救治的无缝衔接,提高了患者的救治效果。总体而言,中国院前急救经历了从起步阶段到组织化、专业化和技术化阶段的发展过程。

三、院前急救的意义

院前急救的重要意义在于使急危重症患者在发病初期能够得到及时有效的急救处置,使生命得以维系;同时也减轻了患者、亲属、同事的负担和精神压力,使他们从心理上得到安慰,体现了和谐社会对患者的关爱。有资料显示,在疾病谱中,排在我国致死性疾病前五位的疾病依次为心脑血管疾病、恶性肿瘤、呼吸系统疾病、创伤、中毒。这些疾病除恶性肿瘤外,多为突发性疾病,绝大多数发生在医院外的地方。

院前急救是医疗活动开展中的重要环节和基础内容,对我国未来急救医学的发展和整个医疗卫生服务体系的建设与完善具有十分重要的作用和意义。它既是急救医学的延伸和发展,又是急救医学的首要环节和重要基础,使急危重症患者不必到医院求医,而是医务人员主动上门为患者服务。院前急救工作的开展,是传统的就医观念或想当然的"患者到医院就诊""医院等患者上门"模式的大转变,开创了现代医学的新局面。传统医疗模式的"去"与"等",可能耽误了众多危重患者救治的最好时机,而现代急救医疗服务理念的改变,则大幅提高了患者再次获得生存的机会。有关文献研究表明,在已经死亡的急危重症患者中,由原有疾病的不可逆因素导致死亡的发生率低于10%,而因抢救时机延误引起并发症是导致患者最终死亡的罪魁祸首。院前急救在缩短急危重症患者抢救黄金时间,改善患者疾病预后的作用和影响十分显著。

院前急救是实现社会医疗资源合理分配和充分利用的重要体现。随着社会经济的不断发展,我国医疗卫生事业所拥有的社会资源支持也日渐丰厚。实现医疗资源的合理配置和优化利用,充分发挥资源配置是当前我国医疗卫生事业发展中急需解决的问题之一。开展院前急救就是实现合理配置和充分利用医疗卫生资源的有效措施之一。当急危重症患者发病时,第一时间采取及时有效的干预措施,避免病情进一步发展造成不可逆的伤害,实际上是让医疗卫生资源得到了最大的优化配置和充分利用。急危重症患者在现场和转运途中亟须专业院前急救人员给予基本生命支持和监护,保证患者顺利到达医院,为后续抢救争取时间。由此可见,专业、完善的院前急救,让"时间就是生命"成为现实,使院前急救在医学上的积极作用和在医院医疗服务中的积极作用得到了有效的发挥[2]。

近几年来,由于社会的发展进步,人们对美好生活的追求越来越高,珍惜生命、提高自身健康水平是百姓的需求。经济的全球化大发展使各种突发事件和疾病的发生明显增多,如工业的大力发展使各种意外事故明显增多,创伤患者也越来越多;同时,我国是一个灾难频发的国家,各类灾害对民众的伤害也亟待紧急的医疗救助。对院前急救的要求由简单、迅速向兼具专业急救技术的方向转移。院前急救事业日益受到国家和社会的关注,进入了一个快速发展的新时期。

第二节 院前急救的基本要求与任务

一、院前急救基本制度及预案体系

(一)院前急救基本制度

在开展院前急救的过程中,需要严格按照相应的规章制度完成各项操作。这是保证院前急救规范有序进行的重要基础。院前急救基本制度包括24小时值班制度、调度值班制度、接诊制度、转运制度和院前急救医护人员管理制度5个方面。

严格执行24小时值班制度。值班人员要加强院前急救准备工作,对急救车辆、急救箱以及常用急救器材等进行全面检查,确保这些设备以及器材完好率为100%,进一步保障急诊出诊以及突发公共卫生事件应急工作中绿色生命通道的畅通性。

实行调度 24 小时值班制度。在急救电话接听过程中，调度需要明确患者的姓名、年龄、简要病情、具体地址以及联系方式，尽量在 1 分钟内完成电话接听，在随后的 1 分钟内将出车信息派发给一线急救人员。如果遇到病情凶险患者，需要电话指导患者家属现场施救。一线急救人员接到急救任务后，须在规定时间（白天 1 分钟之内、夜晚 2 分钟之内）出车，途中不能擅自改变救护对象。如果出现新的救护对象，病情比较危急，需要上报调度并取得同意后才能够改变救护对象。如果救护车辆出现损坏或者交通事故，无法实施救援需要及时向调度汇报，并请求另派救护车。

实行接诊制度。在接诊患者时，医护人员需要先对患者进行病史采集和简单的体格检查，获取第一手资料后酌情开展急救处理工作，如遇到情况危急的患者，应该先抢救再检查，先救命再确诊，边救治边补充检查，治疗思维和诊断思维同步进行，遵循"救命"为先的治疗思维模式。在现场急救过程中，严格按照当地规范的院前急救质控制度执行。在抢救呼吸心跳停止患者 30 分钟后无效时，需要当场向家属宣布死亡，无家属的患者，需要请警察协助联系家属到场。

实行转运制度。在对患者进行转运时，需要根据患者的实际病情向患者及家属简要说明在转运时可能会出现的病情变化。如果病情比较危重，需要得到家属同意，并签署危重患者转运同意书。医患双方取得理解后才能够进行转运。病情比较危重并且复杂的患者在转运途中要及时预报给医院急诊室做好抢救准备，转运医院则调度好相关科室开放绿色通道，确保在患者到达医院后能够得到及时有效的救治。在对患者进行转运送院的途中，医护人员不能坐在驾驶室内，必须全程守护在患者身旁，对患者的病情变化和生命体征变化进行全面监测，并做相关记录。注意在患者运送途中车内人员的安全，包括固定好担架、系好安全带、提醒患者家属不能倚靠车门、行车途中系好安全带等。在患者转运到医院后，院前医护人员需要护送患者到达急诊室，并与接诊医师当面进行交接，必要时可以协助院内医生进行抢救。

实行院前急救医护人员管理制度。在整个院前急救过程中，医护人员需要接触到患者的血液、体液、排泄物或者呕吐物时，需要佩戴口罩和手套，如果手或者身体其他部位被血液、体液污染，需要及时利用肥皂水进行清洗。急救和转运传染性疾病患者前,根据传播途径进行防护,如穿防护服、佩戴手套、防护口罩、护目镜等。如果出现突发性灾害事故,例如集体食物中毒、重大交通事故、火灾等,需要调派足够的急救人员同时主管领导亲临指挥组织抢救,并联系协调相关医院做好接诊和抢救准备。在必要情况下需要启动应急预案。

(二)院前急救预案体系

为了保证院前急救工作顺利展开,在院前急救基本要求中,除了明确基本制度之外,还要对院前急救预案体系进行全面把握,包括成立院前急救领导小组和建立院前急救现场应急队伍两个方面。

1. 成立院前急救领导小组

针对突发公共卫生事件现场开展医疗救护工作时,需要成立完善的医疗救援指挥小组,负责对现场医疗救援工作进行指挥和调度。同时要完成公共事件医疗救护相关部署和协调,确保院前急救工作有序稳定展开。紧急救治小组主要组织协调和参与伤病员的紧急救治工作,并确定相关的救治方案。后勤保障小组需要完成组织、协调、抢险救灾工作以及伤病员救治的后勤保障、物资供应等各项工作。在实际救援过程中不同急救小组需要谨遵自身的工作职责,对具体的受灾人员情况进行全面了解,保证院前急救组织能够充分发挥作用。

2. 建立院前急救现场应急队伍

院前急救现场应急队伍工作内容包括快速开展救援指挥、设置急救场所、遵循急救原则和建立伤病员转送预案四个方面。

首先,快速开展救援指挥。在现场应急处置过程中,需要加强现场医疗救援和指挥。120急救指挥中心在获取上级部门通知和灾害事故报警之后,需要立即派出第一线救护车队赶往救援现场,并向上级救援指挥部报告,启动联动系统与110、119等协同急救,医疗救援指挥部根据现场的实际反馈信息随时下发指令增派医疗救援队前往现场救治。急救中心以及其他医疗机构的应急队伍在接到上级指令后,需要立即快速赶赴现场开展医疗卫生救援工作,及时救治转送伤病人员。在实施医疗卫生救援工作时必须保证自身安全,防止二次事故发生[3]。针对特大灾难事故需要设置现场医疗急救指挥所。在现场急救指挥过程中需要及时向指挥部上报相关情况,并接受指令,与现场各救援部门进行有效协调。

其次,设置急救场所。现场应急救援开展过程中,需要对场所进行科学设置。急救中心以及其他医疗卫生机构应急队伍在到达突发公共事件发生现场后,需要选择与事故中心相对较近,但是具有一定安全性,交通比较便利的地点作为救援营地,并设置临时救治场所,布置比较醒目的标志。

再次,在现场急救过程中,所有参与急救的人员必须遵循急救原则,迅速将伤员转送出危险区。按照先救命、后治伤,先救重、后救轻的原则开展救援工作,并根据国际统一标准完成伤病员减伤分类工作,利用蓝、黄、红、黑颜色对轻症、重症、危重症伤病员和死亡人员进行标识。将颜色标志卡放置在伤病员及死亡人员左胸部或者其他比较明显的位置,方便辨认并采取相应措施进行救援。

此外,在伤员转送过程中,需要对救援现场的具体环境进行全面分析,如果现场环境危险且伤病员情况允许,需要尽快将伤病员转送到相对安全的救治场所。对已经检伤分类待送的伤病员还需要进行复检,对有活动性大出血或者转运途中有生命危险的急危重症患者进行及时救治,做好必要的处理后,在监护下进行转运。在转运过程中,医护人员需要对伤病员的病情变化进行密切观察,并且要确保在转运途中治疗工作持续进行,在转运时需要坚持科学转运的原则,防止伤病员遭受二次伤害。到达医院后,需要认真填写院前院内交接卡,确保接收的医务人员已审阅并签署确认,同时妥善保存交接单存根,将其粘贴于病历中存档。

二、人员要求

院前急救医务工作人员的人文素养包括职业道德素养和职业心理素养。首先,作为一名院前急救医务工作人员,除了要具有丰富的工作经验以及专业的技术水平之外,还要有救死扶伤的人道主义精神以及高尚的职业道德修养和献身精神。除此之外,院前急救医务工作人员还需要具有同情心、责任心,可以为患者设身处地着想,帮患者之所需,对患者一视同仁。在开展院前急救工作时,对危重症患者要尽全力救治,不要轻易放弃。院前急救医务工作者的首要职业素养是"以患者为核心、以人为本"。其次,在院前急救过程中面临的患者类型比较多,病种也比较多。院前急救医务工作者须具备良好的职业心理素养,随机应变高效处理各种复杂情况。例如:重大交通事故现场,在面对严重毁损伤患及杂乱场面时,急救医护人员需要克服恐惧心理和紧张心理,开展抢救工作。在一些危险恶劣的环境里,要随机应变、就地取材,克服困难完成现场止血、包扎、固定、搬运、分流等救护工作。

院前急救涉及的病种广泛,包括各类外伤、心脑血管疾病、呼吸系统疾病等,需要急救人员具备比较全面的医学知识和技能。对于常见急性病症的处理需熟练掌握。除了掌握急救医学知识及技能,还要有较强的护理能力和心理疏导能力,如在颠簸的救护车上完成静脉输液、简易吸痰、对创伤后应激的患者予以适当的心理安抚。在转运过程中,对疾病变化有判断掌控能力。患者转运途中应密切观察患者生命体征,研判患者病情走向,排查潜在威胁患者生命安全的因素,及时和医院保持联系,做好相关病情记录。

急救意识是对潜在风险的预估判断能力,是院前急救医务工作者必须具备的。救护人员需要不断增强自身的急救意识,提高急救的专业技术能力。要全面了解抢救程序,认真执行相关规章制度,做到快速出诊、正确救援、高效抢救。

三、设备要求

(一) 交通工具

目前,在院前急救过程中使用的交通工具包含救护车、救护直升机、救生快艇艇等。现阶段,我国院前急救使用的交通工具主要以救护车为主。保证救护车辆的完好状态是确保急救效率的重要基础。院前急救服务区域有交通线周边、旅游区、工厂学校、社区等,在重大灾害事故时还需实现跨区县、跨省市救援。因此,急救工具是多样性和流动性的。在急救过程要尽可能保证交通工具安全可靠,避免对患者造成二次伤害。担架、输液架、监护仪等急救器材在急救交通工具中都有固定存放位置。急救交通工具内部设计时需要对专业急救设备器材合理摆放,确保医护人员能够迅速获取急救设备。

(二) 通信设备

通信是院前急救的重要环节,应构建健全的现代化急救通信网络,确保全时段全区域通信畅通。急救120电话是绿色通道畅通的基础,加强急救电话管理是院前急救的关键环节。全国急救统一电话为120,急救人员在接收到急救电话后,须在最短时间内需要收集详细的急救信息,例如患者详细地址、联系人、联系方式、大概病情等,详细记录急救资料,为接诊做好有效指导。现有GPS、北斗导航等技术可以为 120 救护车进行实时定位,5G 网络也可以将救护车上的信息及时反馈急救总站及转诊医院[4]。

(三) 急救设备

急救设备通常指救护车上的车载急救设备器械。救护车按照具体救护类型分为:A 型普通型、B 型抢救监护型和 C 型防护监护型。A 型普通型救护车急救设备主要有:患者搬运设备,包括上车担架、铲式担架、软担架等;肢体与脊柱固定设备,包括夹板和颈托;供氧/呼吸支持设备,包括氧气瓶(附带可调节氧流量的装置)、成人及儿童面罩、吸引器;诊断设备,包括血压计、听诊器、体温计、心电监护仪等;循环支持设备,包括大输液、注射器、输液器、输液支架;包扎和护理用品,包括绷带、伤口处理材料、呕吐袋、尖型医疗用品容器(Sharps 容器)、一次性无菌手套;其他医疗器械,包括产包、无线通信设备、手电和照明设备。B 型抢救监护型救护车的设备配置以 A 型普通型救护车设备为基础,增加加压输液装置、胸腔减压设备、便携式呼吸机或者多功能呼吸机、便携式气道管理器械、除颤仪等。C 型防护监护型救护车设备以 A 型或 B 型救护车装备为基础,增加呼吸道传染病转运系统设备以及清洁消毒材料等。目前,上海救护车的配置是在 A 型普通型救护车的基础上增加自动胸外按压机、可视喉镜、便携式呼吸机、监护型除颤仪等。为应对重大公共卫生事件现 C 型防护监护救护车增加了负压配置。

(四) 药品配备

急救药品是开展院前急救工作的重要物质基础。急救药品箱必须严格按照"五定"原则进行管理,即确定药品的数量品种、确定药品的安置区域、确定具体的保管人员、定期进行消毒灭菌、定期进行检查更新。急救医药箱需及时清点,每次出车后需要及时根据基数表对药品和物品进行补充,确保每次出车时药品和物品完整。每周需核查药品物品并做好记录。对急救箱进行检查时,主要对药品以及物品的有效期进行全面检查,按照失效日期的先后顺序摆放。对便携式急救包开展模块化管理。例如输液注射类耗材模块包含输液器、留置针、贴膜、注射器等;外伤处置包模块主要是以绷带、头套、无菌纱布块等为主;气道模块主要为简易的呼吸器、气管插管等;基础生命模块包含血压计、听诊器、体温计、瞳孔笔等;液体模块主要包含 5% 葡萄糖注射液、0.9% 氯化钠注射液、复方氯化钠溶液等;注射液包含如肾上腺素、异丙肾上腺素、多巴胺、去乙酰毛花苷、地西泮等常用抢救药物;口服药模块包含如硝苯地平片、硝酸甘油片、阿司匹林片等。

四、基本任务

通常情况下,呼救者主要为短时间内有生命危险的危重症患者。这类患者需要进行现场急救,主要目的是挽救生命、减少伤残、明确诊断,并尽快转运至医院。例如急性心肌梗死、呼吸道梗阻、急性中毒、严重创伤等院前急救中的常见病种,需要在现场迅速实施抢救,待维持患者基础生命后才能进行转运。一些病情相对紧急,但短时间内无生命危险的患者,例如骨折、急腹症、高热等患者的现场急救处理主要是为了稳定病情,减轻运送过程中的痛苦,预防可能出现的并发症。面向慢性疾病患者,救护车主要提供转运服务,一般不需要进行现场急救。针对社会公共事件或者自然灾害导致的特殊危重伤病员,需要与其他救灾救助系统如消防、公安、交通等部门联合救治,同时也要加强急救人员的自身安全管理。在出现大批伤员时,需要进行伤员分类和现场维护,根据分类情况组织伤员分流和运送[5]。

除了现场救治和实施转运,急救知识与技能的科普宣教也是院前急救的重要工作内容,这对提高急救服务效率和救治成功率具有重要影响。院前急救机构和医务工作者应采取积极的宣传和普及措施,充分发挥电视、网站、社交媒体等多元渠道开展急救知识与技能的宣传普及工作,并深入基层社区广泛开展现场急救培训,提升民众的急救意识和急救能力。

(一)院前急救服务对象

院前急救主要是在医院外对急危重症患者进行救治。目前,院前急救的主要服务对象包括急危重症患者、传染病患者,以及因为社会安全事件、公共卫生事件、事故灾难、自然灾害等导致的伤病员。

急危重症患者主要指的是各种创伤、急性中毒、触电、溺水等意外患者,此外还包含心脑血管疾病、昏迷、休克、呼吸困难、急腹痛、妇产科急症、高热、惊厥等不同类型患者。针对急危重症患者开展院前急救服务工作时,需要按照快速急救、科学分类和迅速转运流程开展工作。

首先,对急危重症患者进行有效的快速抢救,终止损伤,并且要将患者及时转运到安全环境中。院前急救小组,接受调度的统一指挥,保证急危重症患者救护工作的有序性,这也是提高抢救成功率的关键措施[6]。在院前急救过程中要避免混乱,尽可能缩短抢救的时间;此外提高基本治疗技术,也是保证急危重症患者救护水平的重要手段,包括对先进的技术进行充分应用,例如通过立体救护、快速反应提高急危重症救援的成功率。在现场救护过程中,需要先遵循先救命、后治伤、先抢后救、抢中有救的原则,要尽快使急危重症患者脱离风险。针对因为事故出现的急危重症患者,需要通过现场评估以及病情判断立即开展救护工作,同时要向专业的急救机构或者附近承担院前急救任务的医疗卫生相关单位上报。

其次,在到达现场后,需要立即对患者进行快速评估,针对病情比较复杂的患者,救护人员需要立即确认病情,对患者产生威胁的因素进行有效处理,检查患者的气道、呼吸、循环、意识等生命体征情况,从而对危险程度进行快速判断,根据判断结果完成现场检查分类和有序救治。如果遇群体性重大突发公共卫生事件,则通过使用红、黄、绿、黑4种不同底色的伤员卡对患者进行标注,以方便后续快速转运治疗。在必要时进行现场心肺复苏,快速抢救患者生命,维持患者基础生命;对患者致命外伤并发症进行有效控制,对患者的重要部位也要进行及时处理,对伤口局部需要进行止血、包扎、固定处理。在实际救护过程中需要快速采取正确的救护体位,对意识不清的急危重症患者需要取仰卧位头偏向一侧或者侧卧位,方便复苏操作以及对复苏效果进行评估。如果急危重症患者没有意识,但是有呼吸和脉搏,为了防止呼吸道被唾液、呕吐物等阻塞引发窒息情况,对急危重症患者进行急救时最好以侧卧位为主,唾液容易从口中引流。注意在现场急救过程中不能随意移动急危重症患者,防止产生二次伤害,例如不能用力拖动、拉起急危重症患者,不能搬动和摇晃有明确头部或者颈部外伤的伤者。在颈部外伤者翻身过程中,为了防止颈椎二次损伤引发截瘫,需要先保持患者头、颈部与身体同一轴线,做好头颈部固定工作。救护人员可以协助运送,确保急危重症患者在最短时间内能够被顺利运送到医院进行必要的治疗[7]。在运输途中还要对危重急危重症患者进行不间断的抢救,及时将其送往医院进行救治,对特殊事故伤害导致的急危重症患者需要送往专科医院进行抢救[8]。在对急危重症患者进行分类后,需要根据患者的不同病情采取有效措施,在最大程度上保证患者的生命安全。其中红标患者的病情比较危重,必须立即开展救治工作,否则可能导致患者生命受到威胁。例如心肌梗死、休克、严重创伤、窒息、呼吸骤停以及大出血等患者,需要尽快排除危险因素,以最快速度对患者转运,使患者能够尽早进入抢救室急救。黄标患者病情相对较重,其生命有潜在风险,例如胸痛、严重急腹症、中度创伤、儿童高热等患者。绿标患者的病情相对稳定,但是有加重的风险,需要对患者进行紧急处理后,尽快送往医院候诊。

在现场初步处置后,应在确保在安全的情况下,迅速对患者进行转运,使其尽早进入医院进行救治,在转运途中要密切关注患者的病情变化情况,要保证治疗工作的持续性。急救人员在对患者进行转运时,需要严格按照当地院前急救质控要求操作,确保安全无虞,以防止意外事件及不幸的死亡发生,因为此类情况极易导致医疗争议及法律纠纷的产生。

在对传染病患者进行院前急救时,主要是做好有效预防,避免医疗救治工作无法顺利展开。同时要加强急救中心不同部门之间的协调,对可能出现的传染病做到早发现、早诊断、早报告、早隔离。这样才能够防止烈性传染病扩散,保障人民群众的身体健康和生命安全,同时维护正常社会秩序。在对传染病患者进行院前急救之前,需要不同部门根据自身职责对传染病处理工作进行统一安排,并接受上级卫生行政部门指导。在获取与传染病相关的信息后,需要快速组建应急队伍,保障各相关应急组织成员能够快速到位,同时要加强物资和病区准备工作,以及进行必要的技术培训和健康宣传。要严格按照《中华人民共和国传染病防治法》《医院感染管理办法》《消毒技术规范》《医院隔离技术规范》等法律法规及规范性文件要求,制定不同的功能分区和明晰通道流程标识,方便患者急救后交接。同时要制定消毒隔离措施和医务人员防护机制,加强不同人员消毒隔离工作,严格遵循消毒隔离管理制度对医疗废物、污水处置等进行全面监督和管理。要加强灭菌效果监测工作,在各重要部门需要设置感染控制监督岗位,避免在院前急救和医院交接过程中出现交叉感染,加强各项资料档案监测和登记工作。

(二) 院前急救主要内容

院前急救是指从呼叫 120 急救车后到将人送往医院这期间发生的医疗救

护操作。目的是抢救生命,降低致残率。院前急救的内容包括院前医务人员为急危重症患者(由于各种原因造成危及生命,不采取抢救措施难以缓解的疾病,如心脏骤停、休克、昏迷、急性呼吸衰竭、急性心衰、多发严重创伤等)提供现场诊查、救治及途中监护的医疗技术劳动性服务。

在院前急救过程中对服务对象应进行快速分拣、评估及处理。一般进行快速分拣的时间要控制在1~2分钟。主要对患者的实际情况进行快速了解,明确患者对急诊治疗的实际需求以及患者所处的具体状态。在这一时间段内,急救人员需要通过初步现场评估以及诊断确定合适的治疗措施并给予处置。在现场巡视之后需要对伤员进行最初评估,一旦发现伤员,尤其是在情况比较复杂的现场,救护工作人员需要先确认并立即明确威胁伤员生命的相关因素,对伤员的意识、气道、呼吸、循环体征等进行科学判断。

在轻拍、推动时,伤员睁开眼睛或者有肢体运动等其他反应,说明伤员存在意识。通过刺激没有明显反应,说明伤员丧失意识,已陷入危重状态。突然倒地之后呼之不应,一般情况比较严重。呼吸的必要条件是确保气道畅通,如果伤员有反应但是无法说话,出现憋气情况,可能是气道梗阻,必须立即检查和处置,例如通过侧卧位及时清除伤员的口腔异物等。

在对院前急救服务对象进行评估的过程中,需要对其呼吸状态进行判断,正常人每分钟呼吸12~18次,如果失去意识或者病情严重,呼吸会变快变弱,甚至不规则。在气道畅通后,对无反应的伤员需要进行有效的呼吸检查,如果停止呼吸,立即进行人工呼吸。

对伤员意识、气道、呼吸进行检查后,需要对伤员的循环进行检查,可以通过检查循环体征,例如呼吸、咳嗽、运动、皮肤颜色、脉搏情况等进行判断,明确伤病员的情况。一般成人正常心跳为每分钟60~100次,脉搏在颈动脉处容易被扪及。心律失常以及严重的创伤、大失血等对伤员生命产生严重威胁时,心跳会加快,超过每分钟100次或者减慢每分钟40~50次,或者为不规则的状态。心跳忽快忽慢、脉搏忽强忽弱都为心脏危险信号,需要引起重视。

此外,如果伤员面色苍白、青紫,指甲发绀,皮肤发冷,说明伤员皮肤循环和氧代谢情况不佳。瞳孔正常状态下双眼瞳孔为等大圆形,遇到强光能够迅速缩小,很快会回到原状。利用手电筒突然照射瞳孔,可以观察到伤病员的瞳孔反应,瞳孔的变化在一定程度上表示的是脑病变的严重程度。如果伤病员脑部受损、脑出血、严重药物中毒等，瞳孔不会出现明显变化，甚至会扩大到边缘，对光线无反应或者反应迟钝。还可能因为出现脑水肿或者脑疝，双眼瞳孔一大一小。

对服务对象进行院前急救处理时，需要保持患者的呼吸道畅通，及时清除患者呼吸道异物，解决呼吸道梗阻问题；对有呼吸障碍或者呼吸停止的患者，需要及时进行人工呼吸；对发生心脏骤停的患者需要及时实施心肺复苏术；对意识丧失的患者需要保护呼吸道防止患者出现窒息情况；对休克的患者需要及时利用复苏救治方法进行治疗；对未控制出血的休克患者需要利用限制性液体进行复苏治疗。

有效的院前转运能为病患的生命安全提供坚实的保障，而转运前的准备工作尤为关键，它涉及车辆维护、病情评估以及与病患和家属的沟通等方面。院前急救的安全问题包含了行车安全，故急救工作人员每次接班时都需要对车辆进行基本检查，确保车辆配置完善，抢救设备齐全且电量充足，药品种类数量齐全在有效期内，防止出现不必要的差错，这些工作都为保证患者在转运过程中的安全性和舒适程度。除此之外，还要对驾驶员的资质和工作能力进行考核，以保障行车安全。

在院前转运患者之前，医务工作人员需要对患者的身体状况和具体的病情进行全面了解，主要包括患者的年龄、性别、既往史、家族史以及本次患病的具体症状、病情发展情况，方便做出正确的处理方案。在转运时，医务工作人员还要同患者和家属做好沟通交流，充分解释病情并签字，尽量杜绝安全隐患和避免造成不必要的误解。

第三节　院前急救的特点

院前急救的特点是时间紧、病情急、病情复杂，病种涉及多个专科且急救条件受限，对于突发疾病或者遭遇意外创伤的病患来说至关重要，甚至关系到病患的生命能否延续。危重情况往往需要先"救"后"送"，这就要求参与急救的救护人员急救技能娴熟，掌握全科知识，能迅速作出正确诊断，及时采取有效措施，缩短患者的救治前延时。

一、院前急救的突发性、急迫性和时效性

院前急救的突发性主要指的是在开展院前急救时，服务对象一般为人们无法预料的、危及生命的突发性急症、创伤、中毒、灾难事故中的伤员或者患者。在院前急救进行之前，患者呼救的时间段和位置等都是不可预知的。很多时候，呼救者并不能准确说出患者的真实状况，患者的疾病种类也可能各不相同，这意味着院前急救工作具有极强的不可预知性。救护人员必须全面掌握急救操作技术，同时要有较强的语言沟通能力，在对伤病员进行院前急救监护和运送的过程中，需要在最大程度上挽救患者的生命，减少伤残，保证院前急救护理工作的快速性和高效性。正因为院前急救具有突发性、不可预知性，在院前急救过程中需要尽可能采取规范的操作，节约急救时间，才能在最短时间内抢救伤病员的生命。

院前急救具有较强的急迫性。院前急救的重要原则就是一旦有呼救必须立即出动，到达现场必须立即抢救或者运送。院前急救的重要特点是时间就是生命。在院前急救过程中，救护人员必须有良好的心理素质，要沉着、冷静、果断地对现场救援的实际情况进行科学判断。通常情况下，在院前急救中的急危重症患者或者突发性灾害事故产生的伤病员情况与医院遇到的患者相比更加复杂，而且经常会遇到一个或者两个以上同时受伤的人员，甚至多个病情垂危的人员，这些伤病员可能会出现昏迷、心跳骤停等各种问题。心脏骤停 4 分钟内及时进行心肺复苏，有 50% 的可能性被救活，如果超过 6 分钟，脑细胞会出现不可逆转的伤害，10 分钟后进行复苏，100% 无法存活，即使经过心跳恢复，但是也会出现脑死亡。在院前急救过程中，急迫性是重要特点的表现还包括在开展院前急救时，必须做到分秒必争。面对急危重症患者必须尽快采取有效措施维持患者的基础生命。例如对心跳、呼吸骤停患者需要利用心肺复苏技术及时抢救患者生命；对大出血、骨折等病危患者需要通过固定、止血等不同方法进行抢救，达到挽救生命的目的，否则会直接影响院前急救的成功率。

院前急救具有较强的时效性。在急救人员到达现场之前，患者的生命本身处于危险状态。因此，在院前急救过程中，急救人员必须在最短时间内完成救治工作，才能够减少患者伤害和降低死亡率。在院前急救过程中，对急救的时间进行合理安排和利用至关重要。我国目前已经建立了全国急救中心互联系

统,接到呼救后,1 分钟内能够顺利出车。而到达现场的时间、现场处理的时间、送到医院的时间这三段时间的安排至关重要[9]。目前,在院前急救时间安排过程中,主要集中在 10～20 分钟,以及 20 分钟以上,这一时间段属于急诊医学中的黄金时间,且需要对院前急救的各个时间段进行充分利用。在到达时间的范围内需要积极与病发现场进行联系,做好充足的现场急救准备工作。同时需要通过通信工具远距离对现场人员进行指导,使其进行快速自救,缩短现场处理的时间。在现场处理过程中,还要对患者的病情程度进行科学判断,开展积极的现场抢救和快速运转,及时判断送达目的地的时间长短。在送往医院期间,需要及时与医院进行联络,让院内做好抢救准备,方便开展院内抢救工作。对火灾、地震、矿难以及其他灾害事故等产生的伤病员开展院前急救工作时,急救人员到达现场后必须全面遵守事故现场负责人的指挥,在安全警戒线外待命,并穿戴防护服、安全帽、救生衣等,未经过现场指挥批准,不能擅自进入急救现场。因为医务工作人员的主要职责是治病救人,并不是专业的抢险队伍,所以在灾害类事故救援过程中,需要遵守现场指挥调度,保证救援工作有序稳定展开,才能够避免医务工作人员在院前急救过程中自身出现危险,对救援进度产生影响。例如在高速公路事故救援过程中需要拉响警笛、亮警灯,确认环境安全后,快速对患者进行转运,到车内才能够进行包扎、止血抢救等各项操作。还要尽快撤离现场,否则可能会出现再次车祸的可能性。这些对现场救援的时效性要求都相对较高,需要保证医务工作人员具有极高的心理素质和专业能力。

二、院前急救的劳力性和灵活性

院前急救的体力劳动强度比较大,在一些灾害救援过程中,需要短时间内连续赶往现场抢救时,面对复杂多变的环境,可能需徒步穿越,甚至涉及楼梯搬运伤员,途中还可能遭遇路况颠簸等挑战,这些均对体力提出极高要求。再加上在院前急救现场情况错综复杂,急救人员不仅需要随身携带急救箱,以便快速救治患者,还要承担指导和帮助搬运患者的工作。因此,在整个急救过程中需要消耗极大体力,这就要求急救工作人员具有良好的身体素质。在对患者进行搬运时还可能会出现意外情况,不正确的搬运方式可能会导致伤病员出现二次损伤。在这种情况下需要与患者以及家属进行有效沟通,使医护人员和家属共同承担患者在转运过程中存在的风险。对外伤患者的现场急救,需要先进行固定之后再转运;对脊柱损伤的患者,需要保证头、颈、胸、腹以及骨盆处于同一轴线,这也需要一定体力;对癫痫发作患者,为防止呕吐物误吸引发窒息,需要将患者头偏向一侧,保持气道通畅。这些抢救工作对急救人员的身体素质都有一定要求。

院前急救系统具有一定的灵活性。在院前急救过程中,一般是在相应的急救医疗服务区域内进行活动,急救地点是分散在覆盖区域的不同角落的。在特定情况下,若存在特殊需求,可能会超出常规行政医疗区域划分的管辖范畴。此外,现场救护过程中可能会出现缺医少药、抢救器材和药品转运工具等无法准备齐全的难题。一旦遇到这些问题,救护者需要保持机动灵活的原则,迅速在救护现场就地取材获取冲洗伤口用品,如绷带、夹板、担架等代替品,以便快速完成现场救护工作,防止延误时机,导致伤病员产生不可逆的损害。

三、院前急救环境的复杂性和危险性

在院前急救过程中急救环境的复杂性主要表现在急救病种复杂多样、急救现场工作复杂以及院前急救环境复杂3个方面。

首先,急救病种复杂。呼救患者的疾病涉及临床不同科室,在短时间内需要对患者进行初步诊断和紧急处理。在这种情况下,救护人员需要对各种常见急症的急救和护理措施进行全面了解。对近些年来院前急救病种特点进行分析,发现呼救排名第1位的创伤主要为车祸。车祸是人类创伤的重要原因,需要引起高度重视。面对比较严重的交通伤情况,除了重视宣传教育之外还要加大培训力度,完善开展创伤外科院前急救培训工作。头晕、抽搐、中毒、昏厥是相对较高的院前急救内科病种,包含循环、神经、呼吸等各项系统疾病。需要出诊的医护人员具有扎实的诊断学和鉴别诊断基础知识。昏厥一般是人们想到需要救护车的主要原因,急救人员在这一方面需要做好宣教,增加患者在现场识别和自救的意识以及能力。

其次,急救现场工作复杂。在院前急救过程中的另一个特点是需要进行现场救治,复杂性相对较高。由于患者病情的关系,急救人员有时需要在现场就地急救,这可以更快地对患者的病情进行有效控制,为后期救治创造条件,减少患者的伤害和死亡率。急危重症患者病情复杂性导致现场急救的不确定性,与

院内救治相比更加复杂,对急救工作人员的专业能力要求相对较高。

此外,院前急救的环境比较复杂。在院前急救出诊过程中,救护车作为急救的重要环节,既是交通工具也是抢救工作平台,抢救时间比较紧迫。但是救护车在行驶过程中,为了争取抢救时间,可能会出现不遵守交通规则的行为,如闯红灯、逆行、随意变道等。除此之外,夜间行车视野比较差,农村道路相对较窄,路况较差,会导致行车危险性上升。在院前急救过程中,急救人员还可能会遇到醉酒、精神异常、失智失能的患者以及家属无理取闹、辱骂甚至暴力袭击等。再加上院前急救患者大多数为病情比较危重,患者和家属无法对突发情况进行有效处理,很容易产生紧张、焦虑等情绪,不断催促急救人员开展救治工作。若急救人员的服务意识比较薄弱,在病情处理过程中一旦出现疏忽,可能会形成更大的心理压力,无法快速正确地通过急救处理措施对患者进行急救。在与患者和家属进行沟通时,语言不当可能会引发矛盾,并且患者和家属可能会抱怨救护车到达时间比较晚。特别是出现患者因为疾病正常死亡的情况时,患者家属可能会出现不理智行为,认为是救护车到达不及时、医师救治不及时导致患者死亡。甚至有一些醉酒人员在急救过程中不配合治疗,不愿意到医院进行治疗,但家属强烈要求患者到医院治疗。上述这些比较复杂的情况还可能会导致急救医生遭受人身攻击,影响急救医生自身的安全性。

院前急救的环境具有一定的危险性,比如急救人员可能在出诊过程中出现跌伤、犬咬伤等危险。院前急救时间比较紧迫,一般急救人员需要跑步进行,一旦遇到下雨、冰雪天气,在夜间道路湿滑、光线较差的情况下,可能会出现跌倒受伤,甚至骨折。此外,在急救出诊过程中,家庭养犬情况较多,在出诊时可能会面临犬咬伤危险。通常院前急救患者的病情都比较复杂,变化比较快,难以预估,随时可能会出现病情恶化、死亡等。对于危重患者边抢救边送院的情况,行车途中可能因意外而导致紧急刹车、车祸等,使医务人员受伤。患者以及家属很容易出现紧张、焦虑等情绪,对病情急剧变化没有思想准备,缺乏医学知识,对病情的急剧变化不能理解接受。还有患者及家属对急救的期望比较高,急救人员在急救过程中着重抢救病患,没有充足的时间与家属进行充分的沟通,容易产生医疗纠纷。此外,急救人员还有职业暴露的风险,如感染传染性疾病以及针刺伤、血液喷溅等职业暴露的风险。为了防止急救人员在接诊传染病患者时出现被传染的风险,在急救前需要做好医疗防护,例如戴口罩、帽子、手套,必要时穿防护服。院前急救救护车空间比较狭小,需要随时保持通风换气,对患者的呕吐物、分泌物需要及时清理,及时消毒。院前急救中很多情况都是救护车快速行驶,而急救人员在车内紧急抢救。因此,急救人员还要避免针刺伤及血液、分泌物、呕吐物的喷溅,一旦发生需要及时、严格按照医疗暴露处置流程进行处理。

四、院前急救的社会性

院前急救的社会性主要表现在院前急救涉及社会不同方面,除了医疗急救之外,还会碰到其他社会性问题。特别是对一些社会公共事件、灾难事件产生的伤病员进行急救时,若单纯依靠医疗急救力量,无法保证救援效果。在当前城市医疗改革发展的情况下,需要对卫生资源进行合理配置,并且要从不同角度实现院前急救的社会化发展。为了将 120 急救系统和社会医疗服务机构以及其他救援力量进行有效联合,在院前急救网络构建过程中需要通过先进的物联网技术形成一体化统一的院前急救指挥系统。在对突发事故产生的伤病员进行急救的过程中,需要发挥 120 系统网络通信以及急救经验的优势,同时要加强与公安、消防、交通等部门之间的联动,提高全社会医疗紧急救助的整体水平。

构建应急预案提升院前急救的社会化水平。自然灾难和人为灾难的发生率不断上升,造成的损失也比较大,严重威胁人类生命财产安全,对国民经济的长远发展产生影响,因此需要构建紧急事件应急预案。各级政府的行政管理机构需携手地方公安、消防、环保、医疗卫生等不同部门构建跨部门协作机制,建立紧急事件联合指挥中心体系,并制定科学合理的应急预案,从上到下形成网络化救援体系。在建立社会化院前急救网络体系时,需要从基层出发,城市以社区为主,农村以村屯为基本单位,与 120 急救指挥中心联合构建网络技术呼叫系统,形成不同级别的网络机构。在基层单位设置急救站,并将其融入院前急救日常管理工作中。

同时,在院前急救发展过程中,要加强全民急救水平和能力,提升全社会的急救意识和能力,通过宣传教育使更多普通人掌握基本的急救技能,并参与到社会化院前急救中[10]。

第四节　院前急救的智慧化进程

移动互联网的迅猛发展,已经全面地改变了人们的生活,随着"互联网+"的进一步拓展和实施,大数据、5G 网络、物联网、人工智能等现代信息科技的广泛应用使得院前急救工作的智慧化、信息化水平得到提升。

一、实现院前的精准及时救治

(一) 精准及时的院前急救资源配置

院前急救效率的高低,精准及时的急救资源配置是关键,当前基于大数据和人工智能的院前急救资源调度已经成为大势所趋[11]。

病例大数据分析扮演着重要的角色。在收集和整理过去数年的急救病例数据的基础上,运用人工智能技术对数据进行挖掘和分析,再通过深度学习和模式识别等方法,发现病例之间的关联和规律,进一步预测未来急救流量的变化趋势。通过对历史病例的分析,可以发现某一季节或某一段时间内某一种疾病或伤害的流量的高低情况。基于这种发现,我们可以提前做好相应的急救资源调度,确保患者在需要时能够得到及时、有效的救治。

实时监控和预测也是院前急救资源调度的关键环节。通过实时监控及时了解当前急诊急救状况,并预测未来一段时间内的急救需求。根据预测结果,动态调整院前急救资源,确保急救服务的及时性和有效性。例如,如果实时监控显示某一时段急救流量突然增加,就可以迅速调度更多的救护车和急救人员前往现场。对于那些流量较小的时段,可以适当减少调度力度,合理利用急救资源。

优化院前急救网络布局是建立智慧化院前急救调度系统的前提。在布局优化方面,应充分考虑地区的地理环境、人口分布、交通状况等因素。在人口密集的城区,应适当增加急救站点的数量,以确保覆盖范围内的患者能够及时得到救治;在交通拥堵的地段,应合理安排急救车辆的路线,以避免交通延误;在山区或边远地区,应提高急救设备的移动性和通信能力,确保患者能够得到及时的救治[12]。

建立智慧化院前急救调度系统是提高急救服务效率的核心。通过利用现代科技手段,智慧化调度系统能够根据实时数据,自动分配急救资源,进而提高急救服务效率、减少医疗资源的浪费[13]。例如,通过人工智能技术建立智能派单和调度模型,根据患者的病情和地理位置,自动分配最合适的救护车和急救人员;运用物联网技术,实时监控救护车和急救人员的状态,确保资源得到及时有效的利用。

可以看出,基于大数据和人工智能的院前急救资源调度是一项具有前瞻性的工作,其已成为未来院前急救发展的重要趋势。随着技术的不断进步和数据的不断积累,有理由相信这种调度方式将会更加精准、更加完善[14,15]。

(二) 院前急救与医疗机构的信息共享和工作协同

院前急救与医疗机构的信息共享和协同工作借助现代科技手段,建立高效的信息共享平台和沟通渠道,实现信息的实时传输和处理以及资源的智能调配,可以有效提高急救效率和患者安全。

首先,建立一体化信息共享平台是实现院前急救与医疗机构协同工作的基础。这个平台应基于云计算、大数据和人工智能等技术,可以实时传输和共享患者信息、急救资源分配和转运情况等关键数据[16,17]。通过信息共享,院前急救人员可以全面了解患者情况,制定更为准确的急救方案,同时医疗机构可以提前做好接收患者的准备,提高急救效率。

其次,建立标准化的信息采集和传输格式也是实现信息共享的关键。院前急救人员应在第一时间采集患者的生命体征、病史、过敏史等基本信息,并通过无线或有线方式实时传输至信息共享平台。同时,按照统一的标准和格式,医疗机构对上述信息进行接收、处理和存储,确保信息的准确性和一致性。

此外,建立高效的沟通机制也是实现院前急救与医疗机构协同工作的必要条件。在信息共享的基础上,应通过电话、视频会议、短信等方式建立实时沟通渠道,方便院前急救人员和医疗机构之间进行及时沟通,协商最佳的急救方案。这样可以减少信息传递的延迟和误解,提高急救的反应速度。

(三) 急救技术培训的智能化

虚拟现实(virtual reality,VR)和增强现实(augmented reality,AR)[18]在

急救技能培训中的应用越来越广泛。这些技术不仅可以模拟真实的急救现场，还可以提高学员的实际操作能力和应对突发情况的能力，同时利用大数据分析技术对培训效果进行评估和优化，提高培训效率已经成为了现实。

首先，利用 VR/AR 技术可以模拟急救现场，为学员提供真实的实践操作环境。通过模拟真实场景，学员可以在没有安全风险的情况下进行实际操作练习，从而提高实际操作能力，同时也可以减少因错误操作而导致的伤害。

其次，利用大数据分析技术可以对培训效果进行评估和优化。通过对学员的操作数据进行分析，可以了解每个学员的学习特点和不足之处，从而为其提供更加个性化的辅导。同时，通过对培训数据的分析，还可以发现培训中存在的问题和不足之处，并及时进行改进和完善，提高培训效率。

二、提高院前急救知识的普及率

（一）互联网和新兴技术在院前急救知识普及中的应用

在互联网时代，人们获取知识的方式和途径越来越依赖于网络，而基于互联网的急救知识普及平台可以为广大民众提供全面、系统、多样化的学习资源。根据不同人群的需求，提供各种类型的急救知识教程，包括视频教程、图文教程等。视频教程可以提供直观的操作演示，图文教程则可以详细地描述每个步骤和注意事项。公众可以通过在线学习的方式，随时随地学习急救知识。这种学习方式不仅方便快捷，而且可以节省大量时间和精力。平台还可以设置互动交流区，让公众分享自己的急救经验和学习心得。通过这种交流，公众可以更好地了解急救知识的应用和实践技巧。

社交媒体已成为现代人获取信息和交流的重要渠道之一。利用社交媒体进行急救知识的传播，是提高公众对急救知识的关注度和知晓率的重要手段。通过官方微博、微信公众号、抖音等社交媒体平台，定期发布急救知识相关的内容，如日常急救技巧、突发事件的应对方法等。这些内容可以配以生动的图片、视频等多媒体形式，以吸引更多的用户关注和转发。与具有一定影响力和用户基础的其他机构或个人进行合作，共同推广急救知识。与知名医生、明星等合作，让他们在社交媒体上分享自己的急救经验和技巧，从而提高公众的关注度和参与度。通过组织线上有奖竞猜、急救知识问答等互动活动，提高公众对急救知识的兴趣和学习积极性。并且借此机会了解公众对急救知识的需求和认知水平,为后续的宣传教育工作提供参考。

总之,互联网和新兴技术在院前急救知识普及中的应用具有巨大的潜力。通过建立基于互联网的急救知识普及平台和利用社交媒体进行急救知识传播,可以扩大宣传范围、提高公众的参与度和知晓率,从而为更多人提供及时有效的急救知识和技能。这种技术的应用对于提高公众的生活质量、保障社会安全具有重要意义。

(二) 大数据和人工智能在院前急救知识普及中的应用

大数据技术的应用可以帮助我们更好地理解用户的需求和行为。在院前急救知识普及中,通过分析大数据,我们可以了解到每个用户的学习行为和反馈,从而为其推荐适合的急救知识学习资源。这种个性化推荐可以大大提高学习效果[19]。大数据分析可以揭示不同用户对急救知识学习的需求和偏好。根据这些需求和偏好,可以为用户推荐最符合他们需求的急救知识学习资源,提高学习的针对性和效率。分析用户的学习行为和反馈,可以为其定制最优的学习路径。例如,对于一些需要重点学习的急救知识模块,可以增加相应的资源推荐频率,确保用户有更多的机会接触到这些关键内容。通过收集用户的学习行为和反馈,可以实时调整推荐策略,确保始终为用户提供最佳的学习体验。此外,还可以根据用户的反馈不断优化学习资源的质量和形式,以满足用户的需求。

人工智能技术的应用可以为院前急救知识普及带来更加高效便捷的体验。通过设立自动化答疑系统,可以实时解答用户在学习过程中遇到的问题,提高学习体验。不仅大大节省用户的时间和精力,同时提高急救知识普及的效果。自动化答疑系统可以实时监测用户提出的问题,并在最短时间内给出答案。这种快速响应机制可以消除用户的等待时间,提高服务的效率。通过人工智能技术,可以对用户提出的问题进行自动分类,并根据不同类别的问题提供相应的解答方案,确保每个问题都能得到准确有效的解决。除了直接回答问题,自动化答疑系统还可以根据用户提出的问题为其推荐相关的学习资源或进一步引导其深入学习。这种智能辅助学习可以帮助用户更好地理解和掌握急救知识。

三、实现院前急救过程透明化

院前急救过程透明化是指将院前急救医疗的过程和结果进行全面、透明、实时的展示，旨在让患者及其家属、医护人员、监管机构等都能了解院前急救医疗的服务质量和效率，从而更好地监督和评估救治过程。通过信息化和智慧化技术的引入，可以有效地实现院前急救过程的透明化，提高急救效率和医疗服务质量。

利用信息化和智慧化技术与手段实现院前急救过程透明化可以包括以下几个方面。首先，可以利用云计算、大数据、物联网等技术，建立院前急救信息化平台，实现患者信息、病情、治疗方案、救护车位置、救治时间等数据的实时采集、存储、分析和共享。其次，利用移动互联网、卫星通信等技术，建立救护车与医院之间的联动机制，实现患者信息的实时共享、救护车与医院的远程协作等功能。这样可以让医院提前做好救治准备，为患者提供更加及时有效的救治服务。再者，可以利用视频监控技术，建立急救视频监控系统，对院前急救过程进行实时监控和记录。该系统包括了摄像头、音频采集器等功能，可以实现患者病情的实时监测、语音通话等功能。以上这些技术或手段，可以让医护人员更加全面地了解患者的病情和救治情况，也可以让患者及其家属更加了解救治进展情况，以及让监管机构及时掌握急救医疗服务的整体情况[20]。

需要注意的是，基于信息化和智慧化的急救过程透明化，信息安全问题不容忽视。应该建立完善的信息安全管理制度，加强信息安全管理，确保患者信息和救治方案的保密性和完整性。同时，应该采用数据加密、数字签名等技术手段，防范信息泄露和滥用等风险。

四、院前急救服务智慧化

（一）院前急救服务的现状及问题

服务流程繁琐，缺乏效率。当前院前急救服务仍存在服务流程繁琐、环节过多的现象，导致急救效率低下[21]。例如，在患者呼叫急救电话后，救护车需要经过多重调度才能抵达现场，且患者信息需要逐一核实和登记，这些流程不仅浪费了宝贵的时间，还容易导致信息的遗漏或错误。此外，救护车转运患者时,还需多次交接、转诊等环节,增加了患者的痛苦和不便。虽然近年来我国院前急救服务整体水平有所提高,但各地区、各医院之间的服务水平仍然存在较大差异[21]。一些基层医院或偏远地区的急救设施和医护人员配备不足,导致急救服务质量不高,患者难以得到及时、有效的救治。在经济发达与欠发达地区之间、城乡之间急救资源配置不平衡的问题仍然突出。在某些地区,救护车配置不足,导致患者无法及时得到救治[21]。急救人员的配备也可能不足,影响急救效果。在某些"指挥型"急救体系下,还可能存在未经严格培训的非医学背景人员代替医师的情况,这也降低了急救成功率。急救队伍稳定性差、专业化程度不高,也是导致急救医疗资源配置不合理的原因之一。

(二) 智慧化服务在院前急救中的优势

提升服务质量和效率。首先,通过利用智能化技术,如人工智能、大数据分析等,可以快速准确地评估病情,制定最佳救治方案。这些技术能够根据患者的情况,提供科学、合理的救治建议,避免了因人为因素导致的误诊或漏诊等问题,提高了救治效果。其次,智慧化服务能够优化服务流程,减少不必要的时间浪费。通过实现信息化、智能化管理,可以减少烦琐的手续和不必要的等待时间,提高服务效率。此外,智慧化服务能够提高医疗资源的合理配置,减少等待时间。通过智能化调度和资源配置系统,可以实现对医疗资源的动态管理和优化配置,提高医疗资源的利用效率,减少了患者的等待时间。

加强医疗资源配置的合理性和科学性。首先,通过大数据分析,可以预测未来一段时间内的服务需求。通过分析历史数据和当前情况,可以预测未来的服务需求,为急救资源的配置提供科学依据。其次,利用物联网技术,可以实现医疗设备的远程监控和维护。通过物联网技术,可以实时监测设备的运行状态,及时发现和解决问题,提高设备的使用效率和寿命。此外,借助云计算,可以实现医疗数据的实时共享和交流。通过云计算技术,可以将医疗数据集中存储和管理,方便医护人员随时随地获取和使用,提高医疗服务的协同性和效率[22]。

提升患者满意度和信任度[23]。首先,患方可以通过智能化平台了解救治进程和效果。通过智能化平台,患方可以及时了解病情、救治方案和治疗效果等信息,增加了患者对医护人员的信任度。其次,增加患方与医护人员之间的交流渠道,提高服务质量。通过智能化平台,患方可以和医护人员进行实时沟通,提出问题和建议,及时获取反馈信息,提高了服务质量。此外,提高患者对救治过程的透明度和信任度。通过实现医疗数据的实时共享和交流,可以让患者更加了解救治过程和效果,增加了患者对医护人员的信任度。

参考文献

［1］廖凯.我国院前急救体系现状与发展综述[J].中华灾害救援医学,2022,10(5):258 - 262.

［2］吴新建.院前急救在急救医学与医疗卫生服务体系中的重要作用[J].中国农村卫生, 2020,12(3):32 - 33.

［3］张志锋,钱文雄,解炯,等.突发公共事件背景下国内外院前急救管理比较及启示[J]. 中华灾害救援医学,2022,10(6):323 - 329.

［4］郑军,张文中.5G技术在院前急救系统中的应用探索[J].医疗装备,2022,35(12): 7 - 9.

［5］温培植,陈伟银,张莉,等.互联网系统联合急诊病情分级管理系统在心肌梗死院前急救流程中的应用[J].齐鲁护理杂志,2022,28(15):165 - 167.

［6］马春英,田永宾,刘向.院前急救用于急性心肌梗死患者的效果观察[J].中国城乡企业卫生,2022,37(7):165 - 167.

［7］申洋,刘向.院前急救设备管理与维护现状[J].中国城乡企业卫生,2022,37(7): 70 - 72.

［8］刘晨,井国防,王君业.中国脑卒中院前急救的最新进展[J].中国急救医学,2022,42 (7):614 - 619.

［9］陈子豪,程晗蓓,苏昱玮,等.交通拥堵对院前急救可达性的时空影响研究[C]//中国城市规划学会城市交通规划学术委员会.绿色·智慧·融合——2021/2022年中国城市交通规划年会论文集.2022:2586 - 2596.

［10］中华医学会急诊医学分会,中国医师协会急诊医师分会,解放军急救医学专业委员会,等.院前急救待援期公众应对措施专家共识[J].中华急诊医学杂志,2022,31(5): 585 - 591.

［11］吴安娜,魏强,高飞,等.加强信息化建设推动院前急救机构高质量发展的思考和实践[J].江苏卫生事业管理,2022,33(9):1281 - 1284.

［12］何培根,张永明.基于大数据的城市公共服务设施能力评价和布局优化研究——以南京市急救设施为例[C]//2018(第十三届)城市发展与规划大会论文集.2018:1 - 6.

［13］虎慧泽.城市院前紧急医疗资源的管理与调度[D].上海:上海交通大学,2019.

［14］郭程,俞晔,谢仁国,等.5G智慧医疗院前急救模式探讨[J].中国卫生质量管理,2021, 28(1):61 - 63.

［15］谢明,梁红璇,张亮.建立"互联网＋"智慧院前急救模式的探讨[J].灾害医学与救援

（电子版），2018,7(1):1-3.

[16] 李彤彤,孔来法,项涛,等.基于5G技术的院前急救信息一体化建设研究进展[J].现代仪器与医疗,2023,29(1):2-6.

[17] 董康然,沈鉴,张海娣,等.基于移动互联网技术的数字化院前急救管理平台研究与开发[J].中国数字医学,2016,11(8):79-81.

[18] 李耀伟.VR/AR技术在职业教育领域应用场景及展望探讨[J].亚太教育,2022(3):13-15.

[19] 黄芳,苏桂莲,毕济慧,等.科普资源大数据平台构建及个性化推荐研究[J].信息与电脑,2020,32(11):137-139.

[20] 吕传柱,金世红,黄航.院前急救网络技术的应用——现场救援的实时监控、数据库支持和标准化操作[J].中华急诊医学杂志,2005,14(7):612-614.

[21] 邢军.中国院前急救的发展问题研究[D].辽宁:东北财经大学,2018.

[22] 莫远明,张灵,叶晖.基于5G技术的院前急救平台构建与应用[J].中国卫生信息管理杂志,2023,20(2):297-301,314.

[23] 陈鸿.应用智慧医疗提高患者满意度及改善就医体验[J].健康之友,2022(3):123-124.

第二章　院前急救的医疗管理

有效的院前急救医疗管理,能够确保病患在关键时刻得到及时、专业的救治,从而大幅度提高病患的生存率和康复质量。本章将探讨院前急救的医疗管理,深入地理解院前急救的重要性,以及如何通过科学的管理提升急救效率和服务质量,为病患争取宝贵的救治时间。

第一节　院前急救的医疗程序

一、"第一目击者"的反应(急救呼叫)

当人们在医疗机构外发现急症、危症、重症病员发病及遭遇意外伤害或突发公共事件时,作为目击者或病员,在进行紧急自救或互救同时,尽可能地及时启动院前急救医疗服务体系,呼叫急救中心获取专业医疗救助,迅速将病员转送就近或具备治疗条件的医疗机构继续进行相应救治。其中正确及时的急救呼叫是保证病员生命安全、争取宝贵救治时间的首要且重要的一个环节。

在大多数发达国家都以简单数字作为急救呼叫号码,例如美国是"911"、欧盟是"112",我国统一的急救呼叫号码是"120"。目击者或病员通过拨打该号码将急救呼叫信息传递给急救中心调度部门,由调度部门统一汇总作出信息应答,并迅速下达急救指令派出车辆。传递急救信息时应注意呼叫时的及时性、安全性、简要性、准确性、合作性和持续性[1]。目击者或病员在伤病发生的第一时间,及时拨打急救呼叫电话。在拨打急救电话前,首先需要确保自己与病员处于安全的环境。如在火灾、爆炸等情况下,应先迅速撤离现场,到达安全的环境下呼叫。迅速简要地提供病员信息,描述主要症状,如失去意识、呼吸困难、出血等。提供准确位置,清晰地告知事发地点,包括街道名称、门牌号、楼层,若无法确定具体位置,尝试寻找附近的地标或使用手机定位功能。急救中心可能会提供现场的急救建议,如心肺复苏、止血等。严格按照指示操作,不要自行判断或更改操作步骤。在有条件的情况下,安排人员在楼宇下或路口接应。在等待救援到来期间,持续观察患者的状况。如患者状况发生变化,如呼吸停止、出现抽搐等,立即告知急救中心。

二、急诊医疗服务体系的启动

急救医疗服务体系是由院前急救、院内急诊、重症监护有机结合组建起来的一种急诊急救医学模式[2],其中现场急救是整个服务体系的第一环节。构建院前急救"应急反应链",有助于降低死亡率和致残率,"反应链"的启动依靠网络中枢急救调度系统的快速反应,以及急救单元的快速抵达。

(一)急救调度系统启动

急救调度系统是院前急救医疗服务体系中重要组成部分,是"反应链"的中枢,负责协调指挥服务体系中各部分人员的行动,是病员、呼救者、急救医务人员和接收医院这条生命链的中枢。院前医疗急救是以呼救为前提,从接收呼救到组织人员车辆、从现场抢救到组织转运分流、从请示汇报到应急决策、从组织分流医院到急危重症患者得到医院内确切治疗的全过程,依靠的都是调度。因此,调度是院前医疗急救中不可或缺的。其主要工作分为 3 点:响应急救呼叫电话进行信息应答、分配急救资源发出急救信息指令、组织现场医疗救助[3]。公众在非医疗场所遭遇重大疾病、意外、自然灾害或其他突发事件时,或在医疗场所内急需转运时,会通过各种途径向急救中心发出急救信息。急救中心的任务是接收、评估并判断这些信息。什么是评估? 简而言之,评估是基于特定的目标和标准,对收到的信息进行深入分析和研究,从而得出一个结论。急救中心根据相关职责和标准,评估呼救电话,分析电话内容,以判断呼救者和患者的当前状况。一旦获得急救信息,调度员会根据当前的急救资源和人员动态,迅速并合理地派遣最近的、具备救助能力的急救团队前往事发地点进行现场救援。调度员需要全面了解现场医疗救助的流程,掌握所有相关信息,协调急救资源,与其他救援团队合作,并确定接收患者的医院等。

（二）急救单元的启动

在接收急救信息指令前的充分准备是急救单元快速部署启动的先决条件。院前急救中心各个分站的值班急救单元,应当预先准备好车辆、医疗舱药品、药箱以及急救设备,以确保能在接到急救调度中心的信息指令时立即展开行动。接到特殊病情信息时,还应根据抢救的需要进行特殊的准备[4]。在接到急救调度中心发送的急救信息指令后,急救单元会立即作出信息反馈,随后通过急救运输单元迅速赶往急救现场,这个过程也被称为急救资源的移动过程,或者更简单地说,是医务人员快速赶往急救现场的过程。这个过程中,选择一条既快速又安全的路线至关重要,以确保最少的行驶时间。其中,准确地定位院前急救的现场位置也是不可或缺的环节。在前往的途中,工作人员通过电话对患者病情进行预先评估,准备相应的急救设备,并确定车辆的接应人员和地点。这一切都是为了迅速定位患者,并能够立即启动院前急救医疗程序。

三、现场急救

"人民至上,生命至上"是我国全体医护人员践行的核心理念。当个体遭受突发疾病或意外伤害时,如果不能在关键的第一时刻获得迅速和有效的医疗干预,那么即使后续的医疗设备和技术再先进、急诊团队再专业,实际效果也会大打折扣。院前急救医疗服务体系中现场急救正是这一理念的体现,它将专业医务人员送到急救呼叫的急危重症患者的身边,对其进行第一时间正确的医疗处理,为其后期的康复和生活质量的提高奠定了坚实的基础。现场急救不仅能够维持患者的生命,预防进一步的伤害,减轻患者的痛苦,更为后续的治疗创造了有利条件,从而提高救治的成功率,降低伤残和死亡的风险。

急救医务人员面对的患者,可以分成短时间内有生命危险亟须采取医疗措施的病员、短时间内无生命危险但有病情变化需尽快送往医院的病员和病情稳定需康复出院的病员[5],针对不同类型的患者需要灵活实施急救策略。

（一）现场急救步骤

当院前急救医务人员到达患者身边时,医务人员应迅速对患者和环境进行现场状况的急救评估。现场急救评估与医疗措施步骤紧密相连,有时两者同时进行。医务人员在询诊和检查的过程中,同时也会进行必要的治疗措施。对于急危重患者,每一秒都极为宝贵,不可浪费,这使得现场急救与常规疾病诊断和治疗过程有所不同。此外,简明、有重点地收集患者的医疗病史,对进一步的诊断和治疗策略调整至关重要。

现场急救原则可以简要地分为评估锁定致命因素、病情评估和稳定病情三个阶段。在评估锁定致命因素阶段,需要迅速地评估并区分可能威胁生命的病因,评估过程可能会一直持续,直到患者病情得到一定的改善或基本生命体征稳定;在病情评估阶段,院前急救医务人员需要对患者进行快速但全面的状况评估,根据患者的症状,客观、准确地进行病情分析,从而为治疗提供清晰的指导;在稳定病情阶段,基于初步评估结果,采用现代医疗技术手段稳定患者生命体征。相关治疗措施必须经过临床验证,能够对稳定患者病情起到关键作用。在急救过程中遇到任何突发状况,应立即向上级汇报并寻求支援。

(二) 现场急救原则

急救医务人员对病员进行现场急救的原则是先救命,后救伤。第一时间进行急救评估并处置直接威胁病员生命安全的症状,同时迅速对病员进行全身检查。对症治疗为主,对因治疗为辅。主要遵循先排险后救护、先重伤后轻伤和急救与呼救并重的原则[5]。首先,在进行现场急救前应先根据现场情况排除险情。目的是防止继续损伤或再损伤,确保现场人员安全。其次,遇有危重和较轻的患者,应优先抢救危重者,后抢救较轻的患者。如果有大批患者出现时,在有限的时间、人力、物力情况下,在遵循"先重后轻"原则的同时,重点抢救有可能存活的患者;如果有心搏呼吸骤停同时伴有骨折者,应先复苏后固定;如果有大出血同时伴有伤口者,应先止血后包扎。此外,在现场进行急救时,应明确分工,紧密合作,确保急救措施与呼救行动同步进行,以尽快争取到急救外援。需要强调的是当一人在急救现场时,先处理危及生命的现状,再呼叫援助;当有两人以上在急救现场时,合理分工,边急救边呼叫援助,决不能仅仅等待援助。

四、转运及途中救护

转运及途中救护是将经现场急救的病员转送至医疗机构之间的重要环节。随着医疗技术进步和经验的积累,现代院前急救医疗越来越重视急救医生的临床思维和急救技能,摒弃过去把院前急救只是负责将呼叫者送至医疗机构的概念,突出把运输单元当作急救医务人员的流动急诊室。上车即入院,是指患者进入救护车后就能够得到有效的医疗救治。在转运过程中,需确保对病员病情的有效控制,以减缓病情恶化趋势,并持续维护现场急救所取得的治疗效果。在紧急情况需要时,应迅速展开进一步的急救措施。同时,强调转运过程的迅速性与途中的严密监护,以确保病员安全抵达医疗机构。

(一) 转运前的搬运

经过现场急救措施处理后,生命体征相对稳定的患者应迅速被转运到急救运输设备上。其中搬运是院前急救转运前的必要环节,直接影响到院前急救转运的成败。在准备好运输担架后,患者从事故现场被移至担架,然后被抬上急救运输设备,这涉及多次搬运。尽管这个过程时间短,但必须格外重视。任何不当操作都可能使之前的急救医疗措施前功尽弃。例如:将骨折患者随意抬上担架可能加重骨折部位的损伤,且受伤部位若为脊柱,可能进一步导致瘫痪。因此,恰当的搬运不仅能够保证快速、安全地将患者运送到运输设备上,还可以减轻由于移动造成的疼痛并预防并发症[6]。搬运时,应确保患者的状况至少在生命体征方面是相对稳定的,以减少运输过程中的风险。搬运期间动作幅度应当适中,过度、突然或粗鲁的动作可能增加患者的疼痛,甚至导致不良后果。对于一般情况良好的病员,应当清晰告知其相关事项,并确保其能够积极配合搬运工作。在特定的环境如恶劣的户外或狭窄的走廊中转运患者时,特别是在坡道和转弯处,应特别注意防止患者从担架上摔下,这可能导致更严重更进一步的损伤。参与搬运的急救人员应步履稳健、迅速,并保持步调一致,以避免意外。

(二) 转运阶段的原则

实施现场急救,科学搬运并快速将患者转运至医院,避免引起转运途中病情加重或死亡。执行急救转运任务时,急救运输车辆在必要情况下可以启动警笛或广播系统,以提醒行人和其他车辆注意避让;夜间行驶时可开启警示灯,但尽量不要使用警笛系统。为确保患者能够被迅速送达医院,转运路线优选最短路径,尽量规避交通拥堵或繁忙的路段,途中避免急转和紧急刹车,避免加剧患者的生理不适或加重其病情。

医疗舱内病员体位摆放应为平躺位,保险带固定。需要特定体位的病患,应优先考虑其舒适度,重症病患必须被稳妥固定在担架上,以防在紧急刹车或颠簸中产生二次伤害。急救医务人员应时刻保持高度的紧急感和责任感。在转运过程中,实践持续评估和管理原则,及时发现问题并果断处理,确保严格实施气道管理、循环管理和预防二次伤害的各项措施。

首先,移动患者时要轻柔。许多患者在被移动后可能会呕吐,尤其是处于昏迷状态的患者,要防止呕吐物进入呼吸道造成窒息。对于呼吸分泌物过多的患者,根据需要进行吸痰操作。其次,密切监测患者的面部和唇色以及心电监护中的心率、氧饱和度、血压数值。检查伤口是否持续出血,并使用足够的止血药物。此外,对于昏迷或激动的患者,应有人守护在担架的一侧,防止摔落。

对于癫痫持续发作的患者,使用纱布包裹舌压板,将其放置在患者上下牙齿的一侧,防止舌受伤;确保骨折患者的肢体固定稳妥牢固,防止在转运过程中松动并损伤血管和神经;应对精神病患者进行必要的镇静处理,并实施严密监测与看护,以防止其发生跳出车外等危险行为。

院前急救医疗系统以急救运输单元作为救援单位,具有工作环境流动性、路线不确定性和重症患者病情随时可能发生变化等特点,急救人员应始终与急救中心、指挥调度中心或医院保持联系。对于符合危重预报标准的病患,急救人员需及时向调度中心汇报车辆的位置、患者基本生命体征和已实施的治疗措施,以及到达目的医院的距离,以便在转运过程中获取技术指导或协助。

五、院内交接

院前急救与院内急救都是为急危重症患者服务的。院前急救是急危重症患者进入医疗机构急诊科室前所实施的一系列紧急医疗措施,是院内急救的诊疗先导;而院内急救是对急危重症患者进行的更高级别的急救,是院前急救的延续。只有把院前急救和院内急救紧密地结合起来,才能使急危重症患者得到妥善、快速、有效的处理。

救护车等急救单元到达医院时要确保正确交接执行。首先,要把患者从急救运输工具搬运到医院急诊科室做进一步救治。其次,在病员一般情况良好、疾病分类明确的前提下,可直接将其送入相关科室的病房。再次,若院前急救措施实施后,病情紧迫到需要立即手术或加强监护,则应迅速安排患者直接进入手术室或重症监护室。最后,无论患者去向如何,都要与值班医师进行交接班,交代病情以及途中抢救、治疗情况,包括患者的诊断情况、所用药物、止血带使用时间等，以保证治疗的连续性[7]。

第二节 院前急救的医疗措施

院前医疗措施的实施是整个急救医疗服务体系的关键环节，直接影响伤病人员的预后和生活质量。其目的在于挽救和维持患者的基本生命，最大限度减少或避免患者受到二次伤害，同时减轻患者痛苦，减少致残率、死亡率。院前急救不是给予确定性、病因性治疗，而是施以对症治疗为主[7]。其最显著的特点是在患者发生疾病时，第一时间进行迅速的现场急救评估，稳定生命体征，并及时转运。

一、现场急救评估

现场急救评估是整个医疗措施中至关重要的一环。院前急救医务人员在到达现场后应立即开展现场急救评估，边询问边采取医疗措施。其与院内疾病诊疗过程的不同之处在于，必须争分夺秒地对危重患者实施抢救，并根据进行性的评估结果进行及时修正初步诊断和救治措施。现场急救评估由初步评估、进一步评估组成。

（一）初步评估

初步评估是院前医疗急救评估的首要环节，启动时间是在接触患者前，包括急救单元赶赴现场途中的电话评估、到达现场后环境安全评估、面对病患时的病情评估。通过初步评估步骤后，急救人员会采取相应标准的防护措施，来避免自身暴露于血液或者其他有潜在传染性的物质。同时，急救人员会计算患者的总人数，并据此决定到达现场时所需携带的医疗设备种类和数量，以及使用何种方法识别损伤机制等。

1. 赶赴现场途中的电话评估

电话评估不仅仅是一个简单的交流过程，更是现场急救评估的关键开始。急救单元收到调度命令并在赶往现场的途中，与患者或报警人进行即时通信尤为重要，这样的直接沟通有助于为患者创造更有利的抢救条件。从实践角度看,电话评估能够提供诸多关于患者病情的信息,包括其可能的伤害部位、意识状态、是否有出血等。通过电话,急救人员可以初步了解患者的伤势,并提前准备相应的急救设备。这确保了一旦到达现场后,急救医护人员可以迅速、高效地展开工作,缩短了救助时间。另外,电话评估还能够及时了解现场的安全情况,预判可能的风险,并采取适当的防护措施[3]。

2. 现场环境安全评估

现场安全评估是每次救援行动的基石。无论患者病情有多严重,保障救援人员和其他在场者的安全始终是首要任务。这并不是对患者生命的轻视,而是因为在保证救援人员安全的前提下,才能更好地救治患者。呼叫现场可能伴随各种不可预见的风险,如火灾、有毒气体泄漏或者不稳定的建筑结构等。急救人员在到达现场前应对这些可能的危险因素有所准备,以便迅速评估并采取相应措施。例如,现场存在火源,急救人员应报告调度,呼叫警察或消防人员进行联动,协助先进行火源的隔离和灭火,再进行急危重病员的救治。急救人员应该确保安全或者在不让自己和同伴陷入危险的前提下,可尝试把患者移出现场。此外,急救运输单元的停放位置应选择位于病员附近,且确保安全的位置。既要确保能快速展开急救措施,又要避免进一步的伤害。

3. 病情评估

病情评估是确保患者得到及时、有效治疗的关键。急救医务人员需要对患者的整体状况进行快速判断,查看其是否对环境有反应,是否有自主呼吸等。初始检查可以为后续的救治提供重要线索。在初始检查中,对患者总体印象和意识水平的评估特别关键。首先判断患者的意识状态(level of consciousness,LOC),如果患者表现出意识不清或反应迟钝,可以采用快速意识评估法(alert、verbal、pain、unresponsive,AVPU)进一步系统地评估患者对言语、疼痛等的反应,判断患者处于警醒还是无反应状态。同时,可以采用简单的 ABC 顺序检查患者的气道、呼吸和循环(airway、breathing、circulation,ABCs)等生命体征。对急救人员来说,这些评估工具简单直观,且快速高效[8]。

根据病情评估结果,需要对患者采取必要的院前急救医疗措施。首先,确保伤者呼吸畅通。气道是生命的通道,任何梗阻或伤害都可能迅速导致死亡。评估时要确定气道是否通畅,及时处理任何气道梗阻,并识别潜在的颈部或喉部伤害。评估时要查找是否存在威胁生命的呼吸损伤,对于呼吸困难或呼吸停止的患者,应立即进行氧气供应或人工呼吸。其次,观察患者的胸部活动,判断呼吸是否均匀、是否有异常声音等,并根据需要给予介入治疗。最后,确保伤者的血液循环正常,评估措施包括检查脉搏,观察其皮肤颜色和温度,评估微循环状况,并检查伤者的出血情况。对于出血的伤口,应立即采取止血措施,避免大量失血。此外,还要建立静脉(或骨内)通路,应用辅助工具如骨盆带、长骨骨折复位和夹板对骨折部位予以固定等。对于没有呼吸、脉搏者的伤者,则应立即进行心肺复苏[9]。

4. 采集 SAMPLE 病史

在对患者进行初步评估的同时,若患者生命体征及一般情况稳定,救援者应该开始采集"SAMPLE"病史[10]。"S"指体征与症状(signs and symptoms),是反映疾病和外伤的重要指标,也是诊断和鉴别诊断的重要线索和依据。这部分是病史采集的重点与难点,也是医务人员对患者进行疾病调查和评估的第一步。一般来说,最主要的体征或症状往往就是主诉的核心内容。"A"指过敏史(allergies),了解患者的过敏史既有助于病情的认知、辨别和诊断,也可以指导急救人员在治疗中合理选择药物。"M"指用药史(medications),可以帮助急救人员了解患者的诊疗经过。"P"指既往史(pertinent past history),包括患者既往健康状况和曾经患过的疾病。"L"指最后一次饮食(last oral intake),可理解为发病前饮食。"E"指导致疾病或外伤的事件或原因(events leading to the injury or illness),了解急救结果产生的诱因有助于明确诊断和科学拟定治疗方案。

采集病史时,从目击者那里获得相关信息尤为重要,因为他们可能无法伴随在整个救治及转运的过程中。病史可由清醒的伤员、目击者或其他人员叙述[11]。主诉是伤病员自己的描述,昏迷者可由旁人代述。院前急救医师要抓住疾病的主要表现,如疼痛、口渴、发热、发冷、恶心、麻痹、无力等,注意主要症状发生的时间,这有利于对疾病轻重程度的评估。还要明确伤者既往或现在患有什么疾病,以便能准确判断病情。此外,还需检查伤病者携带的物品,如药品、病历记录等,这些都可能成为揭示其病史的重要线索。

(二) 进一步评估

进一步评估也称为二次评估,是一个快速寻找各种致命性威胁的简要体格检查。如果条件允许,可以在此后对患者进行更细致的体检。二次评估检查的内容包括头颈部、胸部、心脏、腹部、骨盆、四肢、背部和神经系统。头颈部检查从查看明显的外伤到评估患者的瞳孔和颈静脉的情况,这些可以提供关于可能的内部损伤的线索。呼吸和肺部的检查可以揭示可能的肺部损伤,如肺炎或肺部挫伤。通过听诊,医生可以了解心率、心律,并检测可能的杂音或其他异常声音。腹部和骨盆这两个区域通常是受伤的重点,因为这两个部位包含许多重要的器官,触诊和其他体检方法可以揭示可能的损伤或不适。物理伤害、骨折或脱臼等情况可能会在四肢部位出现。在搬运患者之前,应检查患者背部,因为脊柱损伤的病员需要使用脊柱板对患者进行固定及搬运。对于那些可能受到头部伤害或其他神经系统损伤的患者,进行全面的神经系统检查是必要的。检查内容包括瞳孔、格拉斯哥昏迷量表(Glasgow Coma Scale,GCS)评分、是否有脑疝体征等。

通过检查,可以获得患者的 SAMPLE 病史及基本生命体征,如血压、脉搏、呼吸频率等。但如果患者病情危急,则应该尽快转运患者,在途中对病员进行监测治疗,并最大限度地维持患者的生命体征稳定。在现场进行评估时,为了缩短评估所需要的时间,通常会将大部分救治操作分配给团队中的其他成员执行,这样便能让评估者专注于对患者进行初步评估。对于非救命性的处置,如夹板固定、绷带包扎、静脉输液治疗或经口气管插管等,都不应成为阻碍现场转运的因素。在完成现场初步检查后,团队领导者可以帮助其他队员对患者进行医疗处置。

进一步评估不仅是简单的再次检查,而是一个深度和全面的评估,可以帮助发现初次评估可能遗漏的问题。它的存在体现了院前急救评估的严谨性,绝不容许对任何潜在问题有所疏漏。此外,进一步评估还为后续治疗提供了基准。医疗团队可以通过这个评估制定患者的下一步治疗方案,从而确保提供连续性与最优化的医疗护理。在实际的救援和医疗环境中,是否进行进一步评估并不是一个固定的决策,它受到许多外部因素的影响,包括正在进行的转运安排、现场的时间紧迫性、现场的具体环境以及患者的生命体征的稳定性。例如,在一个嘈杂的现场或当患者需要快速转移时,进行全面的进一步评估可能是不实际的。评估患者的具体方式取决于其受伤机制和初始评估的结果。对于一些常见的受伤机制,如车祸或高处坠落,通常建议进行快速创伤检查。这是因为这类伤害可能涉及多个身体部位,需要快速确认所有可能的威胁。但是,对于具有明确受伤机制且部位局限的患者,例如特定部位的刺伤,急救医务人员应对患者的受伤部位进行更为针对性的体检。这种差异化的评估策略可以确保患者得到最恰当的救治。

二、先救命后救伤

在完成上述现场急救评估后,现场急救人员应当已经掌握了足够的评估信息,可以进行初步诊断及评估患者疾病的严重程度。若患者状况危重,应在现场实施必要的紧急处理后,立即进行医疗转运,在转运途中也可以完成大部分治疗措施。特别需要强调的是,对于急危重症病患,疾病预后情况与时间因素密切相关。例如,急性心肌梗死的关键治疗是早期的心肌再灌注,重度创伤患者常需在手术室接受紧急手术等。因此,现场急救应优先实施关键性的治疗措施,将其他急救措施安排在转运过程中完成。

如果患者状况非常不稳定,被认为是高优先级(高危)患者[3],立即进行转运比评估更为重要。躯体穿透伤、胸部损伤(如连枷胸、开放伤、张力性气胸、血胸)、腹部腹肌紧张或膨隆、腹腔脏器脱垂、骨盆不稳定伤势、双侧股骨骨折、双下肢高位截断等,以及特定高危人群(年幼、高龄老人、孕产妇)存在意识不清、呼吸困难、严重的头、颈部、躯干疼痛,初始检查发现意识状态改变、呼吸异常、循环异常(休克或无法控制的出血)等,均被视为高优先级患者。

对于严重创伤等危重症患者而言,确保大脑和其他重要器官获得足够的含氧血液输送是首要目标,因此开放和保护气道应优先于所有其他情况的处理(灾难性出血除外)。忽视对气道干预需求的及时识别,其后果可能与院前急救提供者未能执行必要的紧急干预措施同样具有灾难性。

三、妥善保留肢体标本

紧急情况如车祸、机械伤或其他严重伤害事件,可能导致肢体离断的情况发生。在这些情况下,迅速、有效且正确的急救处理尤为关键,最大程度地保存受损组织的功能和活性,能够为后续的再植手术创造条件。在紧急处理断肢、断指等情况的同时必须始终牢记,生命安全和其他重要器官的急救处理应置于优先的地位[12]。

（一）断肢断指离断的急救处理

当面对断肢或断指的情况时，第一步是迅速采取止血措施，以防止大量失血。首先，使用右手拇指指腹紧压伤侧腹股沟处动脉或腋部的腋动脉、肱动脉，这可以有效减少伤口的出血。其次，立即使用纱布或其他清洁的敷料覆盖伤肢近侧的断面，用绷带加压包扎以进一步止血。包扎应确保牢固且适度，以免过紧造成组织损伤。此外，还可以使用止血带、橡胶带或软皮管等工具对伤肢的远端进行止血。这些工具可以限制血液流向伤口。需要注意的是，使用止血带时，必须标记上止血带的使用时间，以便及时松开，防止组织坏死。

（二）断肢断指的保存

断肢的保存方式取决于外伤发生的季节和环境条件。春季、冬季或寒冷地区通常不需要冷藏离体断肢断指，只需用干净纱布、敷料包裹好，并确保伤肢保持湿润，防止组织干燥，然后将离断的断肢断指标本与伤员一起送达医院。如果外伤发生在夏季或炎热地区，或者预计送医院需要较长时间，可以考虑冷藏保存。将断肢断指用多层纱布或敷料完整包裹，放入密封塑料袋中。注意紧扎袋口，防止空气进入。在现场有条件的情况下，可将塑料袋放入装有碎冰块的容器中，并用碎冰块将其覆盖，这有助于使组织保持在低温环境，减缓组织的损伤。医疗机构的专业人员将在接收时评估是否适宜进行再植手术。如果不能立即进行断肢再植手术，应将包裹好的断肢置于冷藏设备中保存，但仍然需要尽快将断肢送到具有再植能力的医疗机构，以便尽早开展手术，从而提高再植成功的概率[13]。

四、搬运与医护的一致性

现代急救医学实践中，伤病员在转运至医疗机构前的搬运环节尤为重要[14]。采取合理、规范的搬运方法，不仅可以保护患者不受二次伤害，还能为后续的救治赢得宝贵时间。

在进行搬运前，需再次检查和观察确认患者的生命体征是否平稳。对于神志清醒的患者，应当予以嘱咐和安慰，解释搬运的必要性，争取其配合；对于神志恍惚、烦躁不安的患者，可适时给予镇静药物，同时固定好伤肢残端，避免损伤部位和重要器官受到挤压。

在搬运过程中，要根据患者病情、搬运路径和搬运通道的实际情况，选择合适的搬运工具、搬运方法和体位。担架是最常用的搬运工具，可以保护患者在搬运过程中保持相对稳定，尤其是对于颈部、腰椎、骨盆处有损伤的患者，应选择平整的硬质担架床；若使用软担架，应运用专业技能对损伤处进行负压固定。搬运过程中，应合理选择担架的搬运方法，患者脚向前、头向后，有助于急救医务人员观察患者的状况，同时也不影响抬担架人员的视线；搬抬患者时的手法要轻柔、用力要均衡、步调要一致，以防止患者受到额外的伤害和痛苦；搀扶患者时，动作应该轻巧、敏捷、协调；抬运担架时，尽量避免过度颠簸和震动，在狭窄的楼道和拐角处，应特别注意防止患者从担架上摔下来，避免病情加重或导致二次伤害。如果运送路途较远，需选择合适的交通工具，如必要时可选择空运。搬运过程中应有专人负责严密观察患者的病情变化，以便随时发现并处理突发问题。如遇到患者心跳、呼吸骤停等紧急情况，应立即停下进行现场抢救。

现代急救医学已对搬运方法和工具作出了重要的改进，如担架的标准化、搬抬技术的规范化等。随着技术的进步，各地临床上使用的担架也日渐统一，新型便捷实用的先进担架得到了普及，为临床提供了更多的便利和保障。在具体的实践中，急救医务人员应根据不同患者的病情，按照规定的操作程序，采取相应的措施，确保患者生命安全，为其提供及时、有效的医疗救助。

五、加强途中监护，进行持续评估

急救转运途中的持续加强监护，使患者从事故现场到医院的整个转运过程得以无缝衔接，专业的急救人员和设备也能确保患者在转运过程中的安全和稳定。通过途中继续评估，患者能够在"黄金时间"内得到专业的医疗救治。急救转运为患者提供了一个移动急诊室，确保医疗人员能够不间断地评估和处理患者的状况，从而大大提高了患者的生存和康复概率，并促进了医疗资源的高效利用，为患者到达医院时的进一步治疗做好了准备。通过实施连续性急救医疗措施，急救转运在救治危重症患者、提高患者生存率和强化社区健康保障等方面成为了重要环节[15]。

持续评估是对患者病情发展及变化的持续观察和判定，急救医务人员通过持续评估，可以及时发现患者病情的变化并作出相应的医疗决策，以确保患者得到及时和恰当的治疗。通常情况下，现场评估仅需执行一次，而持续评估则需要在转运过程中反复进行。对于重症患者，推荐每5分钟进行一次评估；对于病情稳定的患者，每15分钟评估一次。

持续评估的具体内容包括病情变化的监测、治疗措施的效果检查和进一步全面评估。首先，对于病情变化的监测可以询问患者感觉是否有变化，并记录下患者的回应。可采用AVPU、ABCs等快速评估方法持续评估患者的意识状态和生命体征，包括检查气道的通畅性，如有需要可清除气道异物或调整头颈位置；评估呼吸频率、节律和深度，观察胸壁的对称运动；检查心电监护心率和血压的变化，同时观察皮肤的颜色和温度等。其次，评估后检查治疗措施的效果。检查气管插管的位置，确认是否固定，听诊胸部以确认气管插管位置正确并评估通气效果；检查氧饱和指数，确保氧气的供应充足，并按需要调整氧气流量；检查静脉通道的通畅性，评估输液速度，如有需要可以调整输液速度；检查封闭伤口的敷料，确认是否固定，观察有无渗血、渗液。最后，开展进一步全面评估。全身体格检查复查，评估有无明显的外伤、疼痛、肿胀或其他异常表现；完成SAMPLE病史的收集，以便获得更全面的患者健康信息。

所有在持续评估中发现的信息和执行的操作应被详细记录，包括患者在转运途中的病情变化和关键治疗措施的执行时间。当患者病情出现严重变化时，应及时与急救调度中心以及接收医院联系，通报预计的到达时间、患者的病情和已执行的医疗措施，以及患者到达医院后可能需要的特殊治疗[7]。

第三节　院前院内衔接与联络

院前急救和院内救治是急救医疗服务体系的重要组成部分，院前院内的无缝衔接与流程闭环，能够为患者生命抢救赢得宝贵时间，从而进一步提高危重症患者的救治成功率，有效降低致残率和死亡率，实现医疗资源的科学、有效、合理配置。院前急救和院内救治的衔接与联络，是指院前急救人员，包含参与现场急救的人员（如医疗急救志愿者、红十字急救员、第一目击者等），将危重症患者抢救过程等相关情况，在患者送达目的地医院前，通过急救中心调度指挥平台，向接收救治的医院报告，使接收救治的医院提前做好充分准备，完善院内相关医生（如多学科团队）、医疗器材、仪器等的交接（图2-1）。

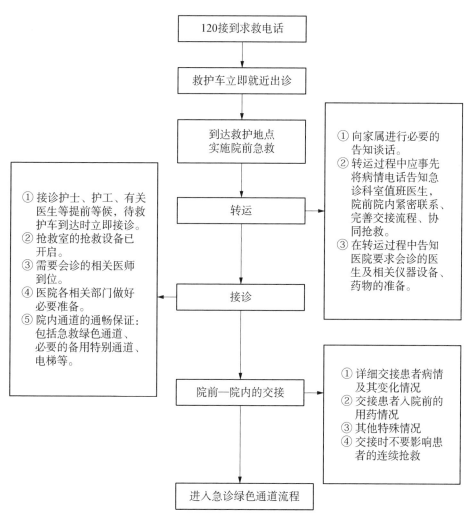

图2-1 院前急救与院内急诊"绿色通道"有效衔接工作流程示意图

一、院前与院内衔接的管理

院前急救与院内急救是急诊医疗服务体系中相互联系、密不可分的两个环节。如何实现二者之间的有效衔接,提高急救效率,保障患者安全,是急诊医疗服务体系面临的重要课题。

(一)院前与院内衔接制度

调度机构是负责协调和安排院前医疗急救机构和院内医疗急救机构之间

衔接工作的机构[16,17]。其主要职责包括接听呼救电话并询问患者病情,根据病情合理分配院前医疗急救机构资源;与院前医疗急救机构建立联系,及时通报患者病情、地理位置等信息;协助院前医疗急救机构与院内医疗急救机构建立联系,通报患者的具体情况;跟踪和监督院前医疗急救机构和院内医疗急救机构的衔接情况,确保衔接过程顺利;对院前与院内急救衔接工作进行评估和改进。

院前医疗急救机构是指在患者发病或受伤后,第一时间赶赴现场进行急救的医疗机构。其主要职责包括[18]接受调度机构的指令,迅速赶赴患者所在地,对患者的病情进行初步评估和紧急处理。向调度机构反馈患者的具体病情、地理位置等信息,协助调度机构进行资源调配;将患者转运至指定的院内医疗急救机构,途中对患者进行必要的医疗救治。向院内医疗急救机构提供患者的详细病情、已采取的急救措施等信息,协助院内医疗急救机构顺利接手治疗。

院内医疗急救机构是指接收由院前医疗急救机构转运来的患者,并进行进一步的检查、诊断和治疗的医疗机构。院内医疗急救机构主要职责包括及时接收由院前医疗急救机构转运来的患者,对患者进行详细的检查和诊断;根据患者的病情,制定合理的救治方案,并实施相应的治疗措施。关注患者的病情变化,及时调整治疗方案;对患者进行必要的心理疏导和康复指导;对院前与院内急救衔接工作进行评价和改进,提高急救服务的质量和效率。

在患者转运过程中,应制定规范的交接流程和标准,确保患者信息、诊断、治疗方案和病情变化等信息准确无误地进行交接。同时,应对交接过程进行记录和监控,及时发现问题并改进[19]。准确无误地交接患者的病情、病史、已经采取的急救措施等信息。这些信息应该通过电子病历系统或者纸质文件进行交接,并确保记录准确无误。交接患者的生命体征、意识状态等信息,包括体温、脉搏、呼吸、血压等数据,以便院前院内急救人员对患者病情有全面的了解和及时的判断,确保患者得到及时有效的救治[20]。交接患者的急救费用,包括出诊费用、转运费用、急救药品费用等,以确保费用透明合理。交接患者的病历、影像学资料、特殊用药等物品,确保资料齐全。物品交接应该在患者到院时由院前急救人员和院内急救人员共同清点确认,并在转运结束后进行核对和确认。应详细交代患者的院前救治方案[21]。

为确保衔接管理的有效性,应建立监督管理制度。通过对衔接过程的实时监控和定期检查,及时反馈和完善衔接流程,提高衔接质量。对调度机构、院前急救机构和医院的衔接工作进行监督检查,确保衔接过程规范有序。监督检查应包括对各个机构的工作流程、职责履行、信息共享等情况的监查和考核,以确保衔接工作的高效、规范和安全。对衔接过程中存在的具体问题要进行调查分析,及时采取有效措施加以改进,不断完善患者信息交接、病情交接、费用交接、物品交接以及救治方案交接的流程与制度,提升交接效率和患者满意度。

建立奖惩机制,对衔接工作的质量进行评价考核,激励各机构提高衔接工作的质量,对衔接管理工作不到位的人员进行问责和整改,提升工作人员对衔接管理的重视度[22,23]。考核内容应当包括对衔接过程的质量指标、工作效率、服务态度等方面的评价,以及对衔接工作安全风险的评估,以便及时发现和解决可能存在的安全隐患和风险因素,确保衔接过程的安全可靠。在此基础上,对衔接工作的流程进行优化改进,减少不必要的环节和时间浪费,提高衔接工作的效率。对衔接工作中涉及的法律责任进行研究探讨,保障各个机构和患者的合法权益。在衔接工作中,应当注意涉及的法律责任和权益保障问题,通过对相关法律法规的学习和研究,明确各方权利和义务,保障各方的合法权益。

对衔接工作开展宣传教育,提高公众对急救衔接工作的认识。通过开展宣传教育活动,向公众普及急救知识和衔接工作的重要性,提高公众对急救衔接工作的认识和重视程度,培养公众的急救意识和急救能力。通过对衔接工作的数据进行分析和整理,了解衔接工作的实际情况和存在问题,为改进衔接工作提供科学依据和参考,促进衔接工作的资源合理配置和有效利用,确保衔接工作的顺利进行。相关资源包括人力资源、物资设备、时间精力等,应当根据实际需要合理配置和利用各种资源,避免浪费和不必要的消耗。此外,信息共享和交流是衔接工作的重要环节,应当建立完善的信息共享和交流机制,促进各个机构之间的协作配合,提高衔接工作的效率和准确性。

(二) 院前与院内信息共享

通过信息共享,院前急救人员可以及时传递患者信息,使院内急救人员提前了解病情,为患者提供更加及时、准确的救治。减少信息传递环节,提高信息的准确性和时效性,避免因信息传递不及时、不准确而导致的延误救治。院前院内急救人员可以更好地协同工作,提高急救效率。同时可以减少医疗资源的浪费,减少不必要的转运和检查环节,提高急诊医疗服务的质量和效率。院前院内急救人员可以更好地沟通和协作,实现医疗资源的合理配置和利用,提高医疗效率,减少因信息沟通不畅导致的医疗差错和纠纷隐患。

院前急救机构在接到呼救电话后,应立即对患者的病情进行初步评估,并将相关信息记录在电子病历中,再通过急救调度系统或车载信息系统将患者信息同步传递给院内急救机构。同时,院前急救人员还应将患者的生命体征、意识状态等信息实时录入移动设备中,确保信息的及时更新和传递[24]。院内急救机构在接收到院前急救信息后,应根据患者病情提前规划合理的救治方案,以待患者到院后迅速开展进一步的检查、诊断和治疗。院内急救人员也可以发挥专业优势,在转运途中指导和协助院前急救医生实施救治措施。为确保信息共享的顺利进行,院前急救机构和院内急救机构之间需要建立紧密的协调和沟通机制。双方可以指定专人负责信息共享工作,建立有效的沟通渠道,定期召开交流会议,加强沟通与协作,共同提高急救服务的质量和效率[25]。

此外,为了更好地实现信息共享,还需要加强技术支持和信息化建设。例如,建立急救信息化平台,实现患者信息的实时共享和更新;开发移动应用程序,方便医护人员随时随地获取患者信息;加强数据安全保护措施,确保患者隐私信息安全等。通过完善工作机制、加强协调沟通和技术支持等方面的努力,可以进一步提升急救服务效能,保障患者生命安全[26]。

(三) 急救绿色通道的建设

急诊医疗服务体系是保障患者生命安全的重要环节,院前院内急救绿色通道的建设具有重要的现实意义,旨在提高急救效率,确保患者能够得到及时、准确的救治。通过优化急救流程,可以缩短患者的救治时间,提高患者满意度。相关研究表明,绿色通道建设可以提高急诊医疗服务的质量和效率,降低患者的死亡率[27]。

绿色通道服务对象主要是急危重症患者,包括但不限于休克、昏迷、循环呼吸骤停、高危妊娠、严重创伤、急性心脑血管疾病、急性重要脏器功能衰竭等导致生命垂危的情况[28]。突发公共卫生事件中由传染病、群体性不明原因疾病、食品安全和职业危害等造成严重影响公众健康和生命安全的情况同样被纳入绿色通道服务范畴。此外,还有无劳动能力、无法定赡养人或者法定扶养人不具有扶养能力、无生活来源的"三无"人员，以及无家属陪同、无法确定身份（如智力障碍且无人陪护等）、不能及时交付医疗费用等特殊患者，绿色通道也提供了必要的帮助和支持。

院前急救绿色通道建设包括高效的调度中心、优化急救网络、提升急救装备水平、加强急救队伍建设和普及公众急救知识五个方面。高效的调度中心即建立院前急救调度中心，负责接听急救电话、派车出诊、现场救治等指挥工作，调度中心应具备专业的急救知识和技能，能够根据患者病情迅速做出判断和响应；优化急救网络即构建覆盖城乡的急救网络，包括急救站点、医疗转运中心等，通过加强急救站点之间的信息共享和协作，确保患者能够在最短的时间内得到救治；提升急救装备水平即为急救车辆配备先进的急救设备和药品，包括心肺复苏仪、除颤仪、氧气瓶、止血包等，以便在现场进行初步处理和转运过程中的急救；加强急救队伍建设即提高急救人员的专业素质和技能水平，定期进行培训和演练，确保他们能够在紧急情况下迅速、准确地展开救治[29]；普及公众急救知识即开展公众急救知识普及活动，提高公众的自救和互救能力，使更多的人能够在关键时刻为患者提供及时的帮助[30]。

院内急救绿色通道建设包括设立急诊科绿色通道、加强多学科协作、优化急诊流程、强化急诊设备管理和加强医护人员培训五个方面。急诊科绿色通道即急诊科设立专门的绿色通道，为急危重症患者提供快速、专业的救治，对于需要紧急手术或特殊治疗的患者，应立即安排相关科室进行会诊和救治；加强多学科协作即急诊科应与多个相关科室建立紧密的协作关系，确保患者在需要时能够得到多学科联合救治，这有助于提高救治效果，降低患者的伤残率和死亡率；优化急诊流程即减少不必要的检查和手续，为患者争取更多的救治时间，实施先救治后收费等措施，简化救治程序，提高救治效率[31]；强化急诊设备管理即定期检查和更新急诊科室的设备，确保其处于良好的运行状态，加强对设备的维护和保养，确保其可靠性；加强医护人员培训即定期组织急诊科医护人员的培训和演练，提高他们的急救技能和专业素质，使其能够在紧急情况下迅速做出正确的判断并实施救治措施。

院前院内急救绿色通道一体化贯通包括信息共享平台、规范交接流程、加强医护人员沟通及定期评估与改进四个方面。信息共享平台即通过建立急救信息共享平台，实现院前与院内急救信息的实时共享和交流，方便医护人员了解患者的病情和救治情况，从而更好地协调和安排救治计划[32]；规范交接流程即制定详细的交接流程和标准，确保院前与院内医护人员之间的无缝衔接，交接过程中应确保患者信息、诊断、治疗方案等相关信息的准确传递，防止因信息不畅而延误救治；加强医护人员沟通即定期组织院前与院内急救医护人员的交流和沟通活动，分享经验和技巧，提高他们的协作和配合能力；定期评估与改进即对院前与院内急救绿色通道进行定期评估和总结，发现问题并及时改进，根据实际情况不断完善相关措施和方法。

二、院前与院内的衔接

（一）伤病患的无缝衔接

当患者被送往接收医院前，急救医生应该提前整理好现场快速采集的简要主诉、病史、生命体征等数据。到达医院时，医务人员往往忙于紧急抢救伤病患，如转移患者、连接心电监护、吸痰、插管、记录等，交接过程中通常存在听不清、记不清院前急救医生交班内容的情况，也存在部分院前急救人员对病情交接不全的现象。为提高交接班内容的准确性和完整性，院前急救部门设计了院前院内患者交接单，开发设计了院前急救电子病历系统，以计算机等电子设备为载体，对患者的院前诊疗活动进行数字化记录，并与急救调度、管理平台对接。该系统详细记录了院前急救主诉、现病史、既往史、过敏史、心电监护、血糖、血氧饱和度、体格检查、院前各阶段诊疗等多项院前急救数据，能够较为完整、系统、科学地记录患者院前急救情况。研究表明，使用院前急救电子病历系统，有助于快速、准确地完成疾病分类及诊断的统计工作[33]，体现了院前急救电子病历系统的快速查阅与统计优势。

在患者转运交接中要做到无缝对接，强调患者个人急救措施要连续延续，不能有中断。同时，患者的病史也要无缝对接，以便为后续诊断治疗提供依据。目前大部分地区院前与院内使用的病史系统并不兼容，且院前院内属于不同的医疗机构，要实现病史信息的共享，还需进一步加强信息平台的建设。为实现院前急救与院内救治对患者信息的无缝衔接，可通过信息化手段，院前急救人员可将院前急救电子病历等信息发送至接收医院的急诊科，同时也获得接收医院的反馈意见及其他信息。将院前急救电子病历系统与院内的急诊诊疗信息实现互通互联,可以促进院前急救领域内科研数据采集与实时统计,从而为突发公共卫生事件指挥与科研工作提供数据支撑,为决策制定提供理论依据。

(二)急救设备、器材无缝衔接

对于各种因素造成的骨折伤患者,譬如交通伤、高坠、跌倒等,在院前医疗急救中,需要使用夹板、颈托、负压固定器等院前固定或者搬运器材。当伤病员送达医院抢救室或急诊后,部分使用的院前医疗器械,需要从伤病员身上撤下,这个过程往往会增加伤员的痛苦,还可能会对伤病员造成二次伤害,对救治会造成不同程度的影响。院前与院内在衔接过程中,为避免二次损伤,要在确保伤病员安全的情况下,对医疗设备装备进行安全交接。

(三)急救技术的无缝衔接

在北京、上海等地的医疗急救中心,院前急救医生需前往二三级医院进行进修培训,另一方面辖区内医疗机构的急诊医生,在晋升高级职称前需下基层至院前急救工作。这样的工作方式有利于院前急救医生急救技术技能的提升,也是院前、院内无缝衔接的基础。院前急救与院内救治技术虽存不同,但其急救理念是相同的,都必须熟练掌握专业急救技能、抢救流程、操作规范等。同时要加强院前、院内急救人员专业素质培养,经常性开展学术交流与沟通,实现急救知识、急救技术共享,达到院前院内急救技术的无缝衔接,提高急救质量。

三、院前与院内的联络

(一)调度通信联络

调度通信系统的工作流程涵盖了从呼救者发出紧急呼救信号,到调度员即时响应并处理该呼救请求的全过程。根据呼救地点的位置及所需的急救能力,调度系统会迅速指派最合适的救护车前往急救现场。救护车抵达后,会立即对伤病患进行必要的紧急救治,并在转运至接收医院的过程中,持续通过调度通信系统进行协调与联络,确保整个急救流程的顺畅与高效。随着人们对美好生活的需求日益增长,对院前急救也提出了更高的要求,医学响应调度模式也发生着深刻变革。其中,院前急救调度已引入医疗优先调度系统作为辅助,构建高效的通信指导体系,能够将所有位置的消息以最快的速度反馈到医疗服务体系。该系统主要是利用全球定位系统或北斗的定位导航功能,确保救护车能够实时上报行车位置,使调度中心可以监控救护车情况,跟踪救护车位置和行车路线。当救护车接到患者并启程后,院内急诊可通过电脑终端,随时了解救护车位置情况,促使院内急诊多学科团队提前做好接诊准备,主动迎接患者[34,35]。

(二)急救信息联络

院前急救将患者信息传送到院内的方式,已由最初的急救人员通过电话报送,逐渐升级为通过调度指挥系统、卫星定位系统、移动互联网等智慧医疗服务体系的绿色通道来完成。通过辅助定位、5G 无线通信、车载智能终端、远程医疗支持等多种技术结合,将患者生命体征、急救病历、抢救过程等信息,通过数字化技术实时传送到目的地医院,使院内医生在患者转运途中就得以提前了解相关情况,在患者达到医院前将急救物品准备妥当并组织相应的专科人员接诊[36]。引入院前急救预报系统有助于提升院内响应速度,减少意外发生率,进而降低患者病死率、致残率。总之,信息化系统既缩短了调度响应时间,还加快了信息传递速度,为院前急救提供了信息支持。

(三)建立管理联络

完善的管理制度是院前急救与院内救治衔接的重要保障。由于院前急救与院内救治的服务范围、内容有所不同,承担的责任与义务也不同。这往往需要上级部门的协调和指挥,特别是发生公共卫生突发事件时,更需要多个部门协作,并由上级部门统一调度与协调[37]。因此,制定相关的法律法规以及相应的标准、规范,是院前急救与院内救治衔接通道畅通的保证。

第四节　影响院前急救的主要因素

随着人类社会的不断发展,医疗科技的进步极大程度上提高了急症、创伤、中毒、灾害事故等意外事件的应急医疗救援质量与效率。将患者在急救现场进行紧急处置后,再安全、迅速转运至医院,这些都属于院前急救的范畴。这个过程绝不仅仅是对患者进行简单转运,第一现场、转运途中乃至完成交接的全流程中,无论哪一环节出现问题,都将增加院前急救的工作风险。运用鱼骨图进行多因素分析(图 2-2),对院前急救步骤涉及的关键环节进行概括,有助于厘清影响院前急救的主要因素,进而有针对性地制定和实施改进策略。

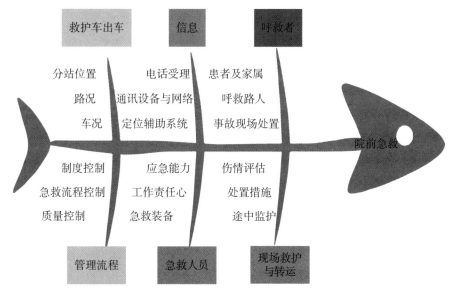

图 2-2　影响院前急救多因素分析

一、施救

院前急救的施救者广义角度说应该是所有有能力施救的人,除了专业急救人员之外还有急救志愿者、经过培训的具有急救能力的广大公众。狭义角度仅指:院前急救管理人员、调度员、急救医生、担架员、驾驶员。从市民拨打急救电话,调度人员派出救护车,到救护车抵达现场,这段时间称为"院前急救空窗期",也称为"院外急救待援期"。如果伤患者在此期间能够得到及时、规范、有效的救治,将大大提升患者的救治成功率,减少伤残率和死亡率,对后期患者的康复也起到不可替代的作用。

在院外急救的紧急场景中,民众自救与互救,是构成急救医疗服务体系的重要一环,是生命链的关键组成部分,同时也是人民群众日益增长的健康安全保障。在欧美发达国家,在专业医务人员赶到现场前,警察、消防人员、志愿者等都能在第一时间采取必要的紧急救治措施,并给予伤患者心理上的安慰,形成"民众自救—院外急救—院内救治—康复治疗"环环紧密的急救生存链,构筑起"生命共同体"。在我国,部分经济较发达地区,例如深圳,部分骑行警察配备救命"神器"自动体外除颤器(automated external defibrillator,AED),也为突发心脏骤停患者带来生存的希望。现阶段,我国急救医疗服务体系的发展,也在由传统的院内急救向院外不断延伸。特别是在马拉松比赛的现场,很多赛道观察员(非医务人员)学习专业的急救知识、技能,成为专业人员与公众急救的联动互动的桥梁。他们是真正意义上的"第一目击者",为比赛人员提供急救服务,让生命的"空窗期"不断缩短,切实提升了急危重症患者的救治成功率。

二、呼救

院前急救施救者,不仅仅是现场急救医生,也包括急救调度员、急救管理者、急救驾驶员和担架员。施救团队效率的高低及其有效的调动能力,可提高病患救治成功率。作为多人施救团队的一员,每一名施救者不仅必须了解在进行救援时应该做什么,还要了解如何有效地沟通和执行任务。

(一) 有效的急救信息接收

应确保通信设备性能完好,定位辅助系统精确无误,电话接听清晰流畅,网络运行通畅有序。注重加强急救电话调度指挥的管理,组织学习当地的方言与地名,进行系统归纳与分类,以提升沟通效率。急救人员,包括急救医生、驾驶员、担架员,每天交接班时,及时检查维护救护车辆,仔细检查抢救设备,确保所有设备均处于最佳备用状态。调度员在接警后要迅速判断,确保地址详细、真实,呼救原因与事件性质明确。急救人员须随时待命,24 小时在岗,若遇特殊状况,及时与调度指挥中心和急救中心管理人员保持沟通。急救任务下发后,要确保一分钟内紧急出车。在赶往现场过程中,车组急救人员应与患者或家属核对地址、呼救原因,必要时开展院前急救电话指导,避免因为地址不详而导致的接诊延误,不错过宝贵的抢救时机。

(二) 现场急救人员因素

院前急救单元因地域不同,配置的人员也有所不同。例如在上海地区,属于院前型急救中心,每个出车小组一般由 3～4 人组成,包括院前急救医生、驾驶员、担架员,一般未配备护士。急救医生作为团队的指挥,需要应急反应快,急救技能娴熟,团队指挥有序。抵达现场后,急救团队应立即对患者进行初次评估,并询问伤病过程。若遇心跳呼吸骤停者,需要立即进行心肺复苏;对于病情较重患者,除按诊疗规范进行急救外,应及时与家属沟通并告知病情。加强转运途中病情观察,做好二次评估,严密监测生命体征、意识、瞳孔、面色等。依据"就近、就急、满足专业需要、兼顾患者意愿"的急救转运原则,将伤病患送往具有急诊条件的医院或专科治疗中心。送往医院途中,做好伤病情预报,以便接收医院做好相应的准备。

(三) 伤病患上车及转运

伤病患转运应确保搬运安全。在送院途中,应进一步询问相关病史,并对患者病情进行密切观察护理。若病情有变化,应及时根据诊疗规范,做相应处理。视情况向目标医院通过院前院内信息化系统,传输患者生命体征相关信息。到达医院后,急救医生将患者病情向医院急诊科预检护士或值班医生进行交接。交接内容包括基本情况、生命体征、已进行的诊疗措施等。未与医院急诊医务人员交接前,不可中断救治或监护。转送特殊患者(如定期血透、高压氧或做检查等)也同样需要做好交接。

三、其他因素

院前急救是生命链的关键一环,需要政府、卫生行政部门、消防机构、医院、急救人员的共同努力,才能做到管理、服务、技术三方面达到标准要求[38]。院前急救管理包括流程控制、分站制度建设、质量控制[39]等方面,目前我国院前急救模式没有统一标准,可根据国情并借鉴欧美国家先进的经验和技术,建立符合我国实际的急救模式。院前急救指挥调度是急救医疗服务体系的首要环节,调度员综合素质的高低直接决定院前急救反应速度,为患者赢得黄金抢救时间[40]。在急救物品的配备和管理方面,建议完善院前急救物品管理制度,配备足够的急救物品、仪器、设备,急救物品固定放置,专人管理,规范使用。救护车在执行任务中,路况、车况也是不可忽视的。救护车车况不好或燃油不足,可导致延误抢救。对于急救队伍的建设,建议健全完善的院前急救人才培训体系,国家制订统一的培训教材、建立统一的上岗资格认证体系,促进院前急救人才队伍技能水平不断提升。

· 参考文献 ·

[1] 贾大成. 院前急救手册[M]. 北京:人民卫生出版社,2021.

[2] 刘一诚,阮履强,张锡华,等. 基层急救医疗院前院内无缝衔接研究[J]. 中国全科医学, 2020,23(S1):183 - 185.

[3] 唐建中,杨松亮,木丽华. 院前医疗急救临床路径[M]. 昆明:云南科技出版社,2021.

[4] 陈明玉,刘林成. 院前急救学[M]. 武汉:湖北科学技术出版社,1999.

[5] 涂汉军,刘菊英,肖敏. 实用院前急救手册[M]. 北京:人民卫生出版社,2013.

[6] 刘家良. 新编院前急救教程[M]. 济南:山东科学技术出版社,2017.

[7] 孙刚,刘玉法,高美. 院前急救概要[M]. 北京:军事医学科学出版社,2010.

[8] 李林芳,胡化刚,徐峰. 严重创伤患者急诊预后预测模型及评分工具的构建[J]. 中华急诊医学杂志,2022,31(5):592 - 597.

[9] Nutbeam T, Boylan M. ABC of Prehospital Emergency Medicine [M]. John Wiley & Sons Limited, 2016.

[10] 郑进,张爱娥. 解析美国医疗救护员病史采集的 SAMPLE 准则[J]. 中华灾害救援医学,2015,3(6):358 - 359.

[11] 贾堂宏,刘家良. 新编院前急救教程[M]. 济南:山东科学技术出版社,2017.

[12] 胡春丽. 断指(肢)现场急救的注意事项[J]. 医学美学美容,2019,28(8):177.

[13] 侯春林,顾玉东. 四肢创伤[M]. 武汉:湖北科学技术出版社,2016.

[14] 武秀昆. 2013 急诊医学回顾与展望:院前急救[J]. 中国急救医学,2014,34(1):18 - 20.

[15] Sundström BW, Dahlberg K. Caring assessment in the Swedish ambulance services relieves suffering and enables safe decisions [J]. Int Emerg Nurs, 2011, 19(3): 113 - 119.

[16] 王亚东,王喆,刘巍. 我国院前急救医疗服务体系的性质分析[J]. 中国急救医学,2010, 30(5):466 - 467.

[17] 佟敬. 院前急救与院内抢救交接中无缝交接管理模式的效果[J]. 特别健康,2021 (13):92.

[18] 林长春. 院前院内医疗急救无缝衔接探讨[C]//第十一届全国院前急救学术大会论文集. 2015:260 - 262.

[19] 顾淑芳,孙娜. 院前急救与院内救治衔接的研究进展[J]. 中华护理杂志,2017,52(4): 474 - 476.

[20] 张勇. 谈院前急救与院内急救衔接的相关性[J]. 科学养生,2019(11):14.

[21] 陈辉,陶金喆. 如何做好院前急救与院内急救的衔接[J]. 中国急救复苏与灾害医学杂志,2007,2(2):95 - 97.

[22] 郭憬昱,张进军. 我国急救医疗体系院前与院内衔接[J]. 中国医刊,2016,51(9): 10 - 13.

[23] 王真. 加强急救医疗体系院前院内衔接[J]. 北京观察,2020,27(01):16.

[24] 汤璐佳,李雪菁,陈瑛,等. 院前急救信息采集程序对卒中患者院前与院内急救衔接的

影响[J].中华急诊医学杂志,2019,28(9):1159-1162.

[25] 金俊英.院前院内急救一体化衔接的探讨[J].中西医结合心血管病电子杂志,2017,5(21):20+22.

[26] 巴衣尔策策克,陈辉,耿聆,等.院前院内急救医疗信息一体化平台的设计与应用[J].中国数字医学,2022,17(2):116-120.

[27] 殷晓雯,史金霞.院前院内急救绿色通道的建设与管理[J].饮食科学,2019(16):81.

[28] 北京市卫生健康委员会.北京市卫生健康委员会关于印发《北京市院前与院内医疗急救衔接工作管理办法(2022年版)的通知》[EB/OL].[2022-06-24].https://www.beijing.gov.cn/zhengce/zhengcefagui/202206/t20220628_2753315.html?eqid=e9129fca0000b3db0000000464264c1e.

[29] 王亚东,刘兰秋,彭迎春,等.院前急救与院内急救的衔接[J].中华医院管理杂志,2007,23(12):809-811.

[30] 曾勇,高志强.急救"绿色通道"新模式在交通伤救治中的作用探讨[J].中华创伤杂志,2010,26(7):617-619.

[31] 刘玉凤.危重症患者急诊绿色通道的一体化管理分析[J].中国卫生产业,2019,16(28):104-105.

[32] 冯新婷.院前和院内一体化急救绿色通道对提升急性心肌梗死患者救护质量的效果分析[J].健康必读,2022(16):238-239.

[33] 黄立夏,俞华,李伟,等.电子病历系统在医院信息管理系统中应用初探[J].现代生物医学进展,2017,17(9):1798-1800.

[34] 李秀英,雷行云,谢莉琴,等.基于扎根理论的北京市应用医疗优先分级调度系统的影响因素研究[J].中国医学装备,2022,19(3):147-153.

[35] 张婕,车玉良.MPDS在中小城市院外急救中心的应用[J].中国急救复苏与灾害医学杂志,2014(2):173-175.

[36] 金俊英.院前院内急救一体化衔接的探讨[J].中西医结合心血管病杂志,2017,5(21):20-22.

[37] 褚其桂,谢家能,赵权宗,等.院前急救与院内救治衔接的研究现状[J].蛇志,2020,32(2):234-236.

[38] 张媛.影响院前急救调度质量相关因素分析及管理对策研究[J].特别健康,2020,16(28):248.

[39] 杨静红.院前急救病历电子化管理系统应用效果评价[J].健康之路,2015,14(10):10.

[40] 郑若菲,金爽,林羽,等.分级预警模式在急危重患者院前与院内急救衔接中的应用[J].解放军护理杂志,2020,37(2):79-82.

第三章　院前急救的质量安全管理

随着医疗技术的不断进步和社会急救服务需求的日益增长,院前急救的质量安全管理显得尤为重要,这直接关系到患者的生命安全和健康恢复。加强质量安全管理,提升急救服务的效率和准确性,降低医疗风险,有助于更好地保障人民生命安全和健康福祉。

第一节　院前急救的调度指挥

一、世界院前急救调度指挥主要模式

指挥调度中心是急救医疗中心的核心枢纽部门,承担着电话识别疾病危重程度、远程指导患者自救或旁观者施救,以及派遣急救车辆的任务。世界各国调度指挥模式各不相同,美国、法国、北欧国家的院前急救调度指挥模式呈现显著差异,比较具有代表性。

美国的院前急救主要由接受过医学培训的消防队承担,统一接受911报警中心的指挥调度,其派遣系统采用了以专家知识库为基础的医疗优先分级调度系统(medical priority dispatch system,MPDS),MPDS系统从1977年开始研发,到现在已经走过40余年的历程,美国心脏协会已认可其远程电话指导心肺复苏(telephone-assisted cardiopulmonary resuscitation,T - CPR)的应用地位。MPDS的主要内容有六个方面:事件登记、关键问题、决定响应、到达前指令、调度后指令以及质量评估。MPDS把患者的呼叫主述分为33个大类,每一大类又分为若干亚类,调度员通过程序化的问询,形成具体的调度指令,该指令为"伤情类型—程度等级—主要症状"的形式,每条指令包含了患者的疾病/伤

情的类型和危重等级。比如调度指令"12D3E"中的"12"代表呼叫主述为癫痫这一大类,"D"表示该呼叫主述危重级别为 D 级,"3"代表该癫痫患者呼吸不规则,"E"为补充注明患者有癫痫病史。MPDS 将危重等级分为 5 级,即 Alpha、Bravo、Charlie、Delta 和 Echo,简称为 A、B、C、D、E,其危重级别从 A 至 E 依次递增,A 和 B 等级危重程度较低,C、D、E 为危重疾病,E 属于需要争分夺秒抢救的疾病,需要调度员电话指导施救。调度员根据患者现场情况派出救护车的同时将继续与呼救者保持通话通过 MPDS 流程仔细询问患者情况,如年龄、性别、意识和呼吸情况等,通过简单的几个问题迅速判断患者病情严重程度,从而提供清晰、易于遵从的医学指导,指导现场人员在力所能及的范围内采取自救或互救措施。MPDS 帮助调度人员识别特别危重的患者并远程给予易于遵循的、步骤清晰的指令,使旁观者在急救人员到达前向患者实施基本的急救措施,MPDS 电话医学指导消除了报警人呼救后至救护车到达之间的干预空窗期,推动了院前急救模式转变。目前,MPDS 在澳大利亚、德国、英国等国家的 3 000多个城市接警中心使用。

　　法国的院前急救主要由医院所属的急救机构负责,该机构派遣急救医生到达现场为危重症患者提供高级生命支持(advanced life support, ACLS),形成了将医院急诊科送到患者身边的模式。每个急救机构均设有调度中心,他们没有类似 MPDS 的专家库,而是由高年资调度医生负责响应呼救、甄别患者病情、远程指导患者/旁观者施救和指导急救医生现场抢救,并且为不同病情的患者联系医院,谓之"医生响应模式"。急救机构对调度医生的要求非常高,指挥中心调度员必须接受训练,根据预定的问询规则,对当前的紧急情况进行规范问询,问题的重点放在判断意识和呼吸质量上,如果患者没有呼吸或者呼吸不正常,就要启动"疑似心脏骤停"的调度规则,对其他非心脏骤停的情况也有类似的相应指导方案,该方案包括了急腹症、胸痛、低血糖、卒中等 28 个综合征。

　　北欧的丹麦、挪威等国家普遍采用标准化的派遣模式(criteria based dispatch, CBD)。该系统由挪威首创,随后北欧各国普遍采用。CBD 的派遣标准是,根据呼叫主述的危重分级,分类派遣急救人员。以丹麦 CBD 派遣模式为例,在丹麦由护士、急救员和医生受理医疗急救电话(号码为 112),将呼叫主述分为胸痛、呼吸困难、车祸等 37 个大类,每一大类按照危重程度分为 A、B、C、D、E 共 5 个级别,每一级别包含若干不同的症状,A 为有生命危险或潜在生命危险的情况,需要紧急处理;B 为紧急情况,但是没有生命危险;C 为非紧急情况,但是需要救护车;D 为非紧急情况,需要仰卧的患者;E 为非救护车服务,呼叫者通过该系统要求使用出租车转运等。调度员根据病情危重程度予以派遣救护车,必要时电话指导呼救者施救。

MPDS 系统与 CBD 派遣系统是目前全世界急救调度中心使用较多的两大系统,其他诸如我国台湾地区、新加坡、韩国等派遣系统均由 MPDS 延伸而来。CBD、MPDS、法国和我国调度派遣系统的异同比较如表 3-1 所示。

表 3-1　部分国内外调度系统比较

调度系统	电话号码	调度员	呼叫主述分类	主述危重分级	分类派遣	危重主述派遣的救护人员
MPDS	911	受训过的调度员	33 类	A～E(E 危重级别最高)	是	受过高级生命支持的急救员(消防员)
CBD	112/113 等	护士/医生/急救员	37 类	A～E(A 危重级别最高)	是	包含一名麻醉医生的移动急救小组
法国模式	15/112	急诊医生	28 类	危重预案分级	是	包含一名内科医生的移动急救小组
中国*	120	调度员	无	无	否	至少由一名急救/急诊医生组成的急救小组

* 杭州、深圳、苏州、无锡等引进 MPDS 系统的城市除外。

二、我国院前急救调度指挥的概况

(一)急救呼救电话号码和调度派遣系统

根据我国原卫生部于 1986 年发布的《关于启用"120"为全国各地急救中心(站)电话号码的通知》后,全国各地逐步启用"120"作为急救报警电话。至 2021 年底,北京市是最后一个将院前急救呼叫号码统一为"120"的国内城市。之前曾经使用过的"999"号码回归北京市红十字会"救灾、救助、救护"职能,提供非急救转运和航空医疗服务。同样,在全国其他省市也设立了非急救任务的电话专线,如上海市开通的"962120"是上海医疗急救设立的康复出院专线,承接患者出院及转运等非急救业务。

目前我国仍然没有建立全国性的急救分级、调度派遣系统,调度派遣模式普遍停留在"接线员"的角色,缺乏通过电话对呼救者进行伤病情判断、电话远程医学指导施救以及按照病情危重程度而分类派遣急救车辆,从而导致急救资源无端浪费和急救效率低下状态。2011 年以后苏州、无锡等城市陆续引进使用 MPDS 系统,MPDS 系统在急救分级、调度、危重患者处置中发挥了一定的作用[1]。但是,除了版权问题外,我国医疗急救系统、院前人群疾病谱、居民的急救意识和水平、急救车的配置、调度派遣体系乃至医疗法规等均和国外有差距。分级调度,优化派遣,远程医学指导是医疗急救发展的方向,也是调度指挥中心的重要工作。

(二) 调度指挥信息化建设

目前国内部分急救中心还没有建立智能化调度指挥系统,北京、上海、深圳等急救中心已经开始运用智能化指挥系统,系统包含了智能化院前急救指挥调度系统、急救车实时定位与跟踪系统、院前急救视频监控系统、院前电子病历系统、院前急救移动结算支付系统、数据挖掘及分析系统等功能。部分急救中心还通过具有高速传输数据的信息化调度平台,加强与院内胸痛中心、卒中中心、创伤中心等急诊科室的院前院内协同救诊疗,打通与急救急诊各环节,实现急危重症患者院前院内信息无缝衔接,缩短患者获得救治的时间窗[2]。2016 年,浙江省杭州市急救中心研发"上车即入院协同救治系统"。该系统是一套集救护车、急救中心、接诊医院患者数据链的综合信息数字化系统。

随着"互联网＋医疗"的不断发展,部分急救中心依托调度指挥信息化平台建设,搭建更多便民为民服务的功能。目前,全国多地已启用医疗急救收费的电子票据系统,使信息系统与财政平台互联互通,患者在线上支付急救费用时,生成财政电子票据,并提供下载或自助打印,解决了移动支付后的发票仍需补打流程。同时实现财政票据的有效管理,使医疗急救收费得到有效监管,提升了患者的就医体验和急救中心内部管理智能化水平。

三、院前急救调度指挥中心派车工作原则

《院前医疗急救管理办法》自 2014 年 2 月 1 日起施行,根据第二十三条规定:"急救中心(站)和急救网络医院应当按照就近、就急、满足专业需要、兼顾患

者意愿的原则,将患者转运至医疗机构救治"。

院前急救调度指挥中心派车的首要原则是"就近"。如果患者附近有急救救护车,应当立即就近调派。如果附近没有急救救护车可以选择稍远一些的,同时需要向呼救者说明情况。

"就急"指将急危重症患者快速转送到具有相应救治能力的医院或专科医院。对急危重症患者必须优先派车;初步掌握急危重症病情和地址后立即派车;如急危重症和轻症患者同时呼救,先为急危重症患者派车;如急危重症患者附近没有急救救护车,根据实际情况,调派距离最近的执行任务的急救救护车驰援;如急危重症患者附近有正在执行任务的急救救护车,能够转运的予以转运,不能立刻转运的应在进行现场救治同时,再派急救车支援;完成对急危重症患者的派车过程后应立即报告上级;必要时,对急危重症患者予以远程医学指导。

"满足专业需要"是指将患者转送到有救治相应病种能力的医院。派车时必须考虑急救单元的抢救能力和送往医疗机构的抢救能力。按照《中华人民共和国卫生行业标准——救护车》分类分为基本救护车、危急救护车和转运救护车,并且有相应的药械设备和人员的配置要求,根据运载患者的不同病症需要区分派遣使用不同的急救救护车车辆型式。如转运急危重症患者需要选派抢救监护型救护车,转运传染病患者则需选派防护监护型救护车等。

"兼顾患者意愿"是指把患者送到哪一家医院,要综合考虑现场情况及患者病情,现场患者病情由急救医务人员来做出判断,在跟患者及家属充分沟通基层上,兼顾高效利用急救资源和科学统筹分配及不影响公共利益的情况下,考虑并尊重患者及家属的意见。

四、调度指挥远程医学指导举例

计算机辅助急救系统在识别危重疾病和远程指导施救方面均取得不错效果,调度员一旦识别心脏骤停后,指导旁观者心肺复苏施救,可提高心脏骤停患者的存活率。心肌梗死及缺血性卒中等诸多疾病是时间限制性疾病,有明确的时间窗口,患者一旦出现相应症状,调度员通过评估工具,可以早期识别,并缩短延缓治疗的时间。以呼救者"心脏问题"为例,远程医学指导调度员问询程序如图3-1所示。

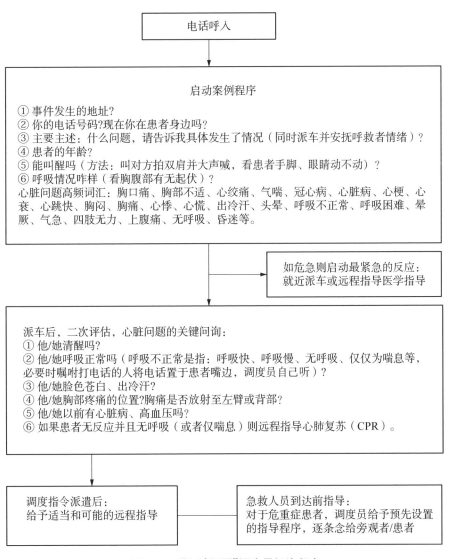

图 3-1　"心脏问题"调度员问询程序

　　调度员可以根据以下方法对"心脏问题"患者及其家属开展远程医学指导。如患者有反应则应维持舒适体位（半坐姿势，膝部弯曲），安抚患者，让其保持平静，不做体力活动。条件允许时可以取来急救箱或 AED，观察并记录患者呼吸和反应，如患者无反应、无呼吸则要启动心肺复苏。把电话置于免提，按照下列步骤开始操作。

　　（1）判断意识：用双手轻拍患者双肩，大声喊："喂！你怎么了？"确认患者有无反应,并告知指导人员。

(2) 呼吸检查:观察患者胸部起伏 5～10 秒(数 1001、1002、1003……1007),确认患者有无呼吸,并告知指导人员。

(3) 判断是否有颈动脉搏动:用右手的中指和示指从气管正中环状软骨划向近侧颈动脉搏动处,告之指导人员无搏动(数 1001、1002、1003……1007,用时判断 5～10 秒)。检查呼吸和脉搏可同时进行。如无反应、无呼吸或呼吸不正常,则解开上半身衣物及裤带,并将患者置于硬实的平板上。

(4) 胸外心脏按压:位置在两乳头连线中点(胸骨下半段),用一只手的手掌根部紧贴患者的胸部,两手重叠,双手五指翘起,双臂伸直,用上身力量用力按压 2 次/秒(按压频率 100～120 次/分,按压幅为胸骨下陷 5～6 cm),跟着调度员大声数"1、2、3、4、5、6……"

(5) 打开气道:采用仰头抬颌法,并清除口腔分泌物,取出假牙等。

(6) 人工呼吸:口对口人工呼吸,保持呼吸道通畅,用压额之手的拇指、示指捏紧双侧鼻孔,正常吸一口气,屏气,双唇包绕密封患者口部,平稳地向内吹气,注意不要漏气,吹气时看到胸廓抬起就可以,吹毕,口唇离开,并松开捏鼻的手指,使气体呼出。重复吹气一次,每次吹气时间为 1 秒。

(7) 持续 2 分钟的高效率 CPR:按压与通气比例为 30∶2 进行,操作 5 个周期(心脏按压开始送气结束)。若有 2 人及以上施救者在场,胸外按压应每 2 分钟轮换一次。

(8) 判断复苏是否有效:患者出现自主活动或自主叹气,能触摸颈动脉搏动,脸色转为红润等。若患者无明显好转,应持续心肺复苏直到急救人员到场。

第二节　院前急救的车辆管理

一、车辆要求

院前急救的车辆是用于市民日常紧急医疗服务的特种机动车辆,经国家或地方行业标准统一采取醒目的外观标识,简称"救护车"。具备驾驶室、医疗舱、多向无线通信装置,以及必要的抢救或转运设备和药品,可对伤病员进行救治、监护转运。本文所称救护车适用于能够至少救治及转运 1 位患者的车辆。

车辆配置采用已定型汽车整车或定型汽车底盘改装的监护型救护车。根据当地的气候、地理、道路交通情况以及经济财力进行车型选择或改装。应将救护车车厢分隔成驾驶室和医疗舱两个区域,具备车辆行驶和医疗救治 2 个功能。救护车的运行安全条件应符合《机动车运行安全技术条件》(GB 7258—2017)标准。各项技术性能应达到国家或行业标准要求的轻型客车指标。救护车的设计和制造应满足安全、可靠、舒适、操作简便、快捷的要求,能够保障开展医疗急救活动基本需求以及突发公共卫生事件医疗救援的基本需要,满足和确保伤病员安全转运并保证对救护车车载人员不造成危害、最大限度地减少随车的医护人员和其他人员的感染和对环境的污染。

院前急救的功能定位赋予救护车 3 种主要使用场景:现场救治、医院间转运和医疗保障。根据不同场景指导救护车的选择,如进行现场救治的救护车可以考虑小型通过性好的客车;参与医院间转运、医疗保障的救护车因其承担的任务性质、伤病员病情等因素,所载医疗设备、随车人员配备可能标准更高,选择救护车的车型空间设施可以更完备。救护车加装的电气系统应与基型车的电气系统分开;各个电气系统应具有独立的过载保护装置,过载保护装置包括保险丝(熔断器)和断路器。救护车电气系统应包括 4 个独立的分系统:汽车底盘的基本电气系统、医疗舱内医疗救护设施的供电系统、通信和信息系统用电设备的供电系统、照明、标志灯和警示装置的供电系统。

急救车辆的维修、保养间隔里程、质量要求应符合行业管理部门和交通管理部门的规定。救护车所属单位应当建立严格的车辆使用、维修、保养制度,确保救护车车况性能良好,能始终处于备用状态。车辆使用(包括加油)、维修、保养记录齐全,符合实际,经得起审计。

车辆维修与保养分为例行保养、车辆故障修理和小修理、周期保养以及有关车辆管理部门规定的验检工作。例行保养由驾驶员每日按规范程序进行,并填写车辆例行保养检查记录本。主要目的是保证行驶车辆安全,避免发生因车辆技术性原因引起的交通事件。急救车因发生故障需要修理,驾驶员应填写车辆报修作业单(一式二份),一份提供给修理部门,作为修理凭证;一份由车辆管理部门或管理人员保存。目的是可对车辆易损件的使用情况进行分析,并对容易损坏的零部件使用和修理工作做出相应的改进措施。周期保养是一种在一定周期内对车辆较为全面的维修保养制度。周期保养按车辆启用时间和间隔里程的不同有不同的要求。车辆验检的目的是确保急救车的安全性，车管部门或有关人员应严格按照当地车辆管理部门的验车规定制定验车计划，并要求驾驶员认真做好车辆验检前的车辆清洁、保养工作。急救车辆的报废、更新条件有别于其他种类的车辆。因各种原因造成车辆严重损坏无法修复的，维修费用超过车辆残值（参照保监会特种车辆折旧标准，0.9％/月），车型陈旧无配件来源，排放标准超过国家（地区）强制标准，经济型底盘救护车使用 8 年或 15 万千米，高性能型底盘救护车使用 12 年或 30 万千米，符合以上条件的急救车辆可予以报废、更新。

二、车载设备要求

救护车车载设备包括医疗舱设备和通信设备两部分。

（一）医疗舱设备

医疗舱内所有的医疗设备、仪器及药品都需在相应位置固定或放置，并且结构牢固。医疗设备和消耗品安放位置，应根据其相应的重要性及便于急救人员使用的原则安排。用于清理患者的呼吸道、辅助呼吸、吸氧和负压吸引的设备应安装在患者担架床头附近的位置。心电监护、输液装置安装在便于急救人员操作的位置。医用消耗品、药品、器械、工具等安放在相应的封闭橱柜和抽屉内。

伤病员可能来自高层楼房、老旧小区、车祸现场、工地等，并伴有各种突发急症如心脑血管疾病、创伤、骨折等，救护车所载搬运工具需适应此类的场景和病种，尽量减少搬运过程中对伤病员及工作人员的伤害。就安全性来说，自动上车担架"X"型安全性高于"H"型，同时救护车所属部门也需要配备或与其他专业救援部门合作，便于特殊场景的伤病员搬运装置，如高空、船舱的悬吊工具篮式担架，用于水面运输的冲锋艇等。医疗舱内需配备方便携带并能快速固定骨折部位的装备，如颈托、长肢夹板、负压固定设备。医疗舱内固定氧气瓶最少 2 个（10 升），最大流速至少 15L/min，供氧系统主管道采用隐藏式设计、管路接口耐腐蚀、抗氧化性能好，另需预留呼吸机氧源接口（国标/欧标）。同时配置成人/儿童的简易呼吸球囊及呼吸道辅助装置。医疗舱限于空间所限，仅能配置简单的检测/诊断设备,如血压、血氧、血糖检测仪,有待于科技制造的提升,更多的微型监测手段能用于院前,如血生化、血气、掌上超声等。

救护车医疗设备的配备,应符合卫生部门的相关要求以及 WS/T 292 的规定进行配置。为避免设备相关功能重复,以相关功能高度组合为优。同时,要具有轻量化、小型化、防摔的优势(表 3-2)。医疗设备必须是经批准的合格产品,适合在车辆行驶状态和户外使用。便携式医疗设备,应符合可由单人携带的要求,自带电源或气源能够在救护车外使用。自动心肺复苏机能保持运动状态中进行高质量的心肺复苏,如上下楼、救护车运送途中,同时减轻工作人员的体力负荷,其已广泛配置于院前医疗部门。

表 3-2 车载急救装备

分类	序号	项目	分类	序号	项目
抢救设备	1	全导联监护除颤仪起搏仪	诊疗设备	13	急救箱
	2	便携式呼吸机		14	血糖仪
	3	呼吸气囊		15	血氧饱和度测定仪
	4	可视喉镜		16	血生化、血气分析仪(选配)
	5	便携式吸引器	搬运设备	17	升降担架
	6	自动心肺复苏机(选配)		18	铲式担架
	7	人工心脏按压泵		19	楼梯担架
	8	氧气瓶(10L)	监控及信息传输设备	20	移动支付终端
	9	氧气瓶(2~3L)		21	电子病历移动书写终端
创伤设备	10	脊椎固定板		22	车载视频监控存储仪
	11	头部固定器		23	车辆安全监控终端
	12	负压固定垫		24	车载信息集成及传输终端

根据呼吸道传染病的诊疗要求,救护车在原装备基础上还应加装一定比例的负压过滤消毒系统,按所运送救治传染病患者情况确定是否开启负压系统。负压系统的功能应能使医疗舱形成与外界环境相对的大气低压差,并通过排风装置及连接的高效过滤消毒器,阻止医疗舱内的污染空气外泄,而又达到通风换气、不污染环境的目的。启动负压装置时,舱内相对压强应在 $-30\,\mathrm{Pa}$ 至 $-10\,\mathrm{Pa}$。空气过滤器对粒径 $0.3\,\mu\mathrm{m}$ 微粒气溶胶滤出率应大于 99.7%。

(二) 通信及信息化系统设备

救护车上装备和使用的通信设施应符合国家相关规定。在行驶期间应用的车载通信系统应永久地安装并与外部天线连接,在电磁方面它们应是兼容的。救护车应配备专用的无线通信设备,包括但不限于车载数字对讲机。救护车应配备卫星定位导航信息终端,具备定位信息上传、实时路径导航、任务信息浏览、信息交互等功能。救护车上应配置视频监控设备和信息传输设备,包括至少3路高清视频监控以及可实现本地存储的外置固态硬盘。信息传输设备应适用于救护车特殊的车内环境,收集的救护车运行状况如图像、视频、运行轨迹以及患者的生命体征等能通过5G实时传送至目的地医院急诊端,便于网络医院快速开启急救绿色通道。救护车上应配置电子病历移动书写配套设备,包括但不限于电子病历移动书写设备、发票打印设备以及刷卡等支付设备。支付设备应满足医保部门费用结算的有关要求。单兵系统即急救团队现场救治随身携带的具有录音录像功能的信息系统,具有实时传输、交互及对讲功能,其在突发事件处置、急救指导、循证医学研究以及取证等方面越来越得到院前急救部门重视。

三、车载药品要求

车载药品配置包括医疗舱药品耗材的配置及急救箱配置,主要针对一些常见的急危重症的对症治疗,其参考配备标准如表3-3和表3-4所示。

表3-3 车载药品、耗材配置参考

序号	名称	规格	数量	序号	名称	规格	数量
1	笔式电筒	支	1	8	血压计	个	1
2	敷料镊	只	1	9	血糖仪	套	1
3	水银体温计	根	1	10	脉氧仪	个	1
4	医用剪刀	把	1	11	动脉止血带	根	1
5	止血钳	把	1	12	静脉止血带	根	1
6	拉舌钳	把	1	13	酒精棉球	瓶	1
7	听诊器	副	1	14	医用胶布/敷贴	卷/张	1/5

(续 表)

序号	名称	规格	数量	序号	名称	规格	数量
15	针筒	5 ml/支	5	22	三角巾	只	2
16	针筒	20 ml/支	3	23	小敷料	小包	2
17	针筒	50 ml/支	2	24	绷带	卷	2
18	输液皮条	副	5	25	冰袋	个	1
19	采血针	个	10	26	利器盒	个	1
20	血糖试纸	片	30	27	医用夹板	个	1
21	套管针	支	5	28	鼻导管	根	5

表3-4 急救药箱配置参考

序号	药品名称	规格单位	数量	序号	药品名称	规格单位	数量
1	0.9%氯化钠注射液	250 ml/袋	1	13	二羟丙茶碱	0.25 g/支	2
2	20%甘露醇	250 ml/袋	1	14	地西泮	10 mg/支	2
3	50%葡萄糖注射液	20 ml/支	2	15	利多卡因	100 mg/支	2
4	25%葡萄糖注射液	20 ml/支	2	16	去乙酰毛花苷	0.4 mg/支	2
5	肾上腺素	1 mg/支	10	17	胺碘酮	150 mg/支	6
6	异丙肾上腺素	1 mg/支	2	18	25%硫酸镁注射液	2.5 g/支	2
7	尼可刹米	0.375 g/支	2	19	甲泼尼龙琥珀酸钠	40 mg/支	2
8	洛贝林	3 mg/支	2	20	多巴酚丁胺针剂	20 mg/支	2
9	山莨菪碱	5 mg/支	2	21	地塞米松	5 mg/支	2
10	阿托品	0.5 mg/支	2	22	普罗帕酮	35 mg/支	2
11	沙丁胺醇气雾剂	瓶	1	23	维拉帕米	5 mg/支	2
12	氨茶碱	0.25 g/支	2	24	多巴胺	20 mg/支	6

（续　表）

序号	药品名称	规格单位	数量	序号	药品名称	规格单位	数量
25	间羟胺	10 mg/支	2	34	硝苯地平片	10 mg/片	1瓶
26	维生素 B₆	100 mg/支	4	35	麝香保心丸	42粒/瓶	1瓶
27	甲氧氯普胺	10 mg/支	2	36	杜冷丁	0.1 mg/支	酌情配备
28	维生素 C	100 mg/支	2	37	吗啡	5 mg/支	酌情配备
29	托拉塞米	10 mg/支	5	38	氟哌啶醇	5 mg/支	酌情配备
30	纳洛酮	0.4 mg/支	5	39	10%葡萄糖酸钙	1 g/支	酌情配备
31	注射用血凝酶	2 U/支	5	40	乳酸钠林格氏液	250 ml/袋	酌情配备
32	硝酸甘油针剂	5 mg/支	2	41	阿司匹林片	100 mg/片	酌情配备
33	硝酸甘油片	0.5 mg/片	1瓶	42	乌拉地尔	25 mg/支	酌情配备

第三节　院前急救的人员管理

一、院前急救人员类别及其管理

（一）通信调度人员的管理

院前急救通信调度是急救体系中的关键环节，通信调度人员负责接收急救呼叫、调度急救资源、确保急救队伍能够迅速准确地到达患者身边，保证急救工作的高效、有序进行。主要职责包括接收急救请求、判断紧急程度、调度急救资源（如救护车、医护人员等）、跟踪急救过程并与现场保持沟通等。

通信调度人员需要具备高度的责任心、敏锐的判断力和良好的沟通协调能力，以确保在紧急情况下能够迅速、准确地做出决策。在选拔通信调度人员时，应注重候选人的综合素质和专业技能。选拔过程可以包括面试、笔试、心理测试等环节，以确保选拔出的人员具备胜任该岗位所需的能力和素质。在培训方面，应针对通信调度工作的特点和要求，制订全面的培训计划，包括急救知识、沟通技巧、心理素质培养等方面的内容。通过系统的培训,使通信调度人员能够熟练掌握相关知识和技能,提高应对紧急情况的能力。

为确保通信调度工作的有序进行,应制定完善的工作规范和流程。包括接听电话的礼仪、记录信息的准确性、调度资源的合理性、与现场沟通的及时性等方面的要求。通信调度人员应严格按照规范和流程开展工作,确保信息的准确传递和急救资源的合理调配。遵守职业道德规范,尊重并保护患者隐私,不泄露任何敏感信息。保持专业态度,无论在任何情况下都不得对呼叫者表现出不敬或不耐烦。工作期间保持精神饱满,避免疲劳作业。工作纪律规范,准时到岗,不早退、不迟到、不旷工。严格遵守交接班制度,确保工作的连续性。

通信调度人员须按照规定的工作流程开展工作。在电话响铃 3 声内迅速接听,并使用标准问候语,仔细聆听呼叫者的需求,确保理解准确。迅速而准确地记录关键信息,如患者姓名、地址、联系电话、病情等;对于不清晰或不确定的信息,及时与呼叫者确认。根据患者病情和现场情况,迅速判断紧急程度;对于危急情况,立即启动紧急响应程序。根据患者所在位置和病情,选择合适的救护车和医护人员;通知相关人员出车,并提供详细的患者信息和目的地。实时跟踪救护车的行驶状态和预计到达时间;与现场医护人员保持沟通,了解患者病情变化和现场情况;如有需要,及时与医院急诊科联系,做好接收患者的准备。每次调度结束后,详细记录整个过程的关键信息;定期总结工作经验,分析存在的问题,并提出改进措施。定期检查通信设备的工作状态,确保信号清晰、设备正常;发现设备故障或问题时,及时上报并寻求解决方案。

对通信调度人员的工作表现应定期进行考核和评价,以了解他们的工作状况、发现存在的问题并采取改进措施。考核内容可以包括工作态度、工作质量、工作效率等方面。同时,应建立有效的激励机制,如设立奖励制度、提供晋升机会等,以激发通信调度人员的工作积极性和责任心。随着科技的发展,通信调度工作也面临着新的挑战和机遇。应关注新技术、新设备的发展动态,及时引进和应用先进的通信技术和设备,提高通信调度工作的效率和质量。此外,应对通信调度人员进行必要的技术培训和指导,使他们能够熟练掌握新技术的应用和操作。

(二) 急救医师(护士)的管理

急救医师(护士)的主要职责是在院前急救现场进行快速诊断、紧急处理、稳定病情,并为患者提供转运途中的医疗监护。他们需要具备扎实的医学理论基础、丰富的急救经验、良好的沟通技巧和团队协作能力。此外,还应熟练掌握各种急救设备的使用和急救药品的应用。在选拔急救医师(护士)时,应注重候选人的专业背景、实践经验和综合素质。

急救医师(护士)的选拔可以通过面试、笔试、实操考核等方式进行,确保选拔出的人员具备胜任该岗位所需的能力和素质。在培训方面,应制订全面的培训计划,包括急救理论知识、急救技能培训、模拟演练、沟通技巧、心理素质培养等方面的内容。通过系统的培训,使急救医师(护士)能够熟练掌握相关知识和技能,提高应对紧急情况的能力。

为确保急救工作的有序进行,应制定完善的工作规范和流程,包括现场评估、病情判断、急救处理、患者转运、与接收医院的沟通交接等方面的要求。急救医师(护士)应严格按照规范和流程开展工作,确保患者的安全和急救质量。穿戴规定的制服或工作服,确保整洁、干净;佩戴齐全的个人防护装备,如手套、口罩、护目镜等;检查并确保急救箱、药品、设备等齐全且处于良好状态。保持冷静、专业的态度,无论在任何情况下都不得惊慌失措;与患者及其家属进行有效沟通,解释病情、处理方法和可能的风险;与团队成员和其他医疗人员保持紧密沟通,确保信息准确传递。迅速而准确地评估患者病情,包括意识、呼吸、循环等方面;根据病情采取必要的急救措施,如心肺复苏、止血、包扎等;密切监测患者病情变化,及时调整处理方案。详细记录患者的基本信息、病情、处理过程和用药情况等;及时向上级或相关部门报告重大事件或特殊情况。严格执行手卫生和消毒程序,防止交叉感染;正确处理医疗废物和污染物,确保环境安全。接收到急救任务后,迅速了解患者基本信息和病情;根据任务需求准备相应的急救药品、设备和器械;与团队成员进行简短的任务分配和沟通。到达现场后,迅速评估现场安全性和患者病情;采取必要的急救措施,如维持呼吸道通畅、建立静脉通道等;与患者及其家属沟通,解释病情和处理方案。在转运过程中,持续监测患者的生命体征和病情变化;必要时给予药物治疗或调整治疗方案;与接收医院进行沟通,提前告知患者情况和所需准备。到达医院后,与急诊科医护人员进行详细交接,包括患者病史、处理过程和用药情况等;填写完整的急救记录表,确保信息准确无误。完成任务后,清点整理急救药品和设备;对本次任务进行总结和反思,分析存在的问题和不足之处;与团队成员分享经验和教训,共同提高急救水平。

对急救医师(护士)的工作表现应定期进行考核和评价,以了解他们的工作状况、发现存在的问题并采取改进措施。考核内容可以包括工作质量、工作效率、团队协作、患者满意度等方面。另外还应建立有效的激励机制,包括设立奖励制度、提供晋升机会等,以激发急救医师(护士)的工作积极性和责任心[3]。由于急救工作的特殊性质,急救医师(护士)常常面临各种紧急情况和复杂环境,因此应关注他们的职业健康与安全。可以通过提供必要的防护设备、定期进行健康检查、开展职业安全教育等方式,保障急救医师(护士)的身心健康和工作安全。

(三) 急救辅助人员的管理

急救辅助人员按岗位分工,分为驾驶员和担架员。他们虽然不直接提供医疗救治,但在整个急救过程中起着至关重要的作用。

1. 驾驶员管理

驾驶员负责驾驶救护车,确保快速、安全地到达急救现场,其需要熟悉所在地区的道路和交通状况,以便选择最佳路线。在紧急情况下,驾驶员应与医疗团队紧密配合,提供必要的协助。驾驶员应具备相应的驾驶执照和良好的驾驶记录。在选拔过程中,应重点考查其驾驶技能、应急反应能力和团队协作能力。定期对驾驶员进行培训和考核,包括交通法规、急救知识、车辆维护等方面的内容。

驾驶员应始终保持良好的驾驶习惯,遵守所有交通规则和道路信号,确保行车安全。必须熟悉所驾驶的救护车及其所有设备,包括 GPS、通信设备等,并确保其始终处于良好工作状态。在执行任务时,应避免任何可能分散注意力的行为,如使用手机等。在收到调度中心的出车指令后,驾驶员应立即启动救护车,并调整 GPS 状态为"驶向现场"。选择最直接的路线尽快赶到现场,同时与医护人员保持沟通,了解患者病情及可能的需要。在行驶过程中,如遇到车辆故障或交通事故,应立即通知调度中心,请求支援。

在选择最直接的路线尽快赶到现场或医院的同时,驾驶员应打开救护车的警灯和警笛,以提醒其他车辆注意避让。警灯应持续闪烁,警笛可以间断鸣响,但不得长时间连续鸣响,以免影响周围居民和交通的正常秩序。在行驶过程中,驾驶员应随时观察路况,确保安全通行。如遇到紧急情况或需要超车时,可以短暂加速并连续鸣响警笛,以提醒其他车辆注意避让。在通过路口或人流密集区域时,除了机动车外,驾驶员还应特别注意行人和非机动车的动向,避免发生碰撞事故。

在确保安全的前提下,驾驶员应尽量提高车速,以缩短到达现场或医院的时间,但不得超过规定的最高时速。到达现场后,驾驶员应首先观察周围环境,确保安全。然后,将救护车停放在合适的位置,并协助医疗团队装卸设备,确保急救工作顺利进行。到达现场附近时,驾驶员应关闭警笛,以免影响周围居民和现场秩序。同时继续保持警灯闪烁,以提醒其他人员注意救护车的到来。在患者被送往医院或其他目的地后,驾驶员应等待医护人员的进一步指示。如任务完成,应将救护车清洁并整理好,准备下一次任务。

2. 担架员管理

担架员负责搬运患者,协助患者上下救护车。需要具备一定的医学知识,以便在搬运过程中避免对患者造成二次伤害。在紧急情况下,担架员应与医疗团队紧密配合,提供必要的协助。担架员应具备良好的身体素质和团队协作能力。在选拔过程中,应重点考查其搬运技巧、应急反应能力和医学知识。定期对担架员进行培训和考核,包括搬运技巧、急救知识、患者沟通技巧等方面的内容。

担架员应具备良好的身体素质和搬运技巧,以确保在搬运患者时不会对患者造成二次伤害。必须熟悉所使用的担架和固定设备,并确保其始终处于良好工作状态。在执行任务时,应保持冷静、专业,尊重并保护患者的隐私。在收到任务后,担架员应立即准备好所需的担架和固定设备,并随救护车前往现场。到达现场后,担架员应与医护人员一起评估患者的情况,并确定最佳的搬运方法。在搬运过程中,应始终保持患者的稳定,避免任何突然的动作或颠簸。将患者安全地放置在担架上后,担架员应使用固定设备将患者固定好,以防止在转运过程中发生意外。然后,与驾驶员和医护人员一起将患者转运至救护车或直升机中。在到达目的地(如医院)后,担架员应与接收的医疗团队进行交接,并协助他们将患者转运至相应的治疗区域。

在急救转运过程中，应始终确保患者的安全和稳定。完成任务后，担架员应清洁并整理好所使用的担架和固定设备，准备下一次任务。同时，也应对本次任务进行总结和反思，以便不断提高自己的工作效率和质量。

二、急救人员的基本准入要求

(一) 医师准入要求

遵纪守法，品行端正，热爱医疗卫生事业，具有承担公共卫生事业保障的职业精神，有良好的医德医风和敬业精神，具备严格的组织性、纪律性，能服从中心安排，随时投入到突发事件的紧急救援工作中。身体健康、五官端正，性别不限，无患有影响院前急救工作的疾病或其他不良习惯，具有较强的语言沟通能力，掌握一般的计算机操作方法。

考试、面试、体检、考察、公示无异议的应聘人员，由院前急救中心组织进行岗前培训。对培训合格的人员由人事部门负责与之签订劳动合同。应聘人员一经录用，由相关管理部门(如急救科)按制订的具体培训计划进行专业培训，各阶段的培训均由带教老师鉴定培训结果。急救医师独立上岗工作前，由部门负责人和带教老师对其做出书面带教鉴定，提出能否独立上岗的建议报相关管理部门，并经管理部门考核合格后方能独立上岗[4]。

急救医师在试用期内，凡不能独立上岗、违反院前急救工作规范或中心规章制度等违规违纪的，或受到患者家属投诉且属实、发生医疗纠纷或事故的，均按试用不合格处理。由科室报人事部门，人事部门经中心聘任小组审批后给予办理相应的手续。

(二) 担架员准入要求

进入院前急救中心工作的专职担架员须具有不怕脏、不怕累、吃苦耐劳的奉献精神。具有承担公共卫生事业的职业精神，必须具备严格的组织和劳动纪律性，能随时随地听从中心的召唤，投入到突发事件的紧急救援工作中。一般要求无影响院前急救的疾病或其他不良习惯，具有较好的语言沟通能力，并掌握基本计算机操作方法。

考试、面试、体检、考察、公示无异议的应聘人员，由中心组织岗前培训，对培训合格的担架员由人事部门负责与之签订劳动合同。如在今后的工作中被诊断出不适合担任担架员岗位的疾病(癫痫等),则取消其应聘资格。相关管理部门(如车管科)安排新进担架员到分站跟车培训与实习。由分站长指定专人带教 10～15 天,在带教期内试用者必须基本掌握院前急救工作规范、熟悉分站急救区域的道路交通情况、掌握所辖范围内和所在城市主要道路交通情况、熟练掌握中心各种担架的操作程序和工作要求。

担架员在试用期内,凡不能独立上岗、违反院前急救工作规范或中心规章制度等违规违纪的,或受到患者家属投诉且属实、发生有责医疗纠纷或事故的,均按试用不合格处理。由科室报人事部门,人事部门报中心聘任小组进行审批并根据审批意见给予办理相应的手续。相关管理部门对应聘担架员的带教和正式录用要做好信息备案工作。

(三) 调度人员准入要求

进入院前急救中心工作的调度员须具有不怕苦、不怕累、吃苦耐劳的奉献精神,具有承担公共卫生事业保障的职业精神,具备严格的组织和劳动纪律性,能随时随地听从中心的召唤,投入到突发事件的紧急救援工作中。身体健康,五官端正,口齿清楚,反应灵敏,无患有影响院前急救接线工作的疾病或其他不良习惯,具有较强的语言沟通能力。

应聘调度员一经录用,由中心组织进行上岗前培训后,安排到调度室进行为期 4 个月的试用考察,其间由科室指定专人带教 2 个月,带教期内试用者必须基本掌握院前急救工作规范,熟悉辖区范围内和市区主要道路通行情况、熟练掌握打字技能及通信设备的操作程序和工作要求。在带教期结束独立上岗前,由部门负责人对带教对象作出书面带教鉴定及独立上岗意见书报人事部门。

调度员在试用期内,凡不能独立操作、违反院前急救工作规范或违反中心规章制度等违规违纪的,或受到患者家属投诉且属实、发生有责医疗纠纷或事故的,均按试用不合格处理。由科室报人事部门,人事部门报中心聘任小组进行审批并根据审批意见给予办理相应的手续。相关管理部门对应聘调度员的带教和正式录用做好信息登记等备案工作。

三、院前急救人员的教育培训

院前急救人员的培训工作必须围绕急救人员的基本要求进行。教育培训工作由岗前培训、岗位复训、岗位培训和继续医学教育组成。岗前培训和复训的重点内容是基本知识和基本技能，即经过培训使急救人员能符合岗位职责要求。岗位培训是对已在岗位工作了一定年限的急救人员的培训，主要目的是巩固基础理论、基本知识、基本技能，提高实战能力。继续医学教育主要对象是急救医师中的住院医师和主治医师，以提高其基础理论功底和扩大知识面、促进急救质量的提高为主要目的。

（一）急救人员基本要求

急救医师除在医学院校学历教育中获得，并需要继续掌握、提高的解剖、生理、病理、药理、内科、外科、妇产科、五官科、精神病、传染病等专科的基础理论外，在院前急救实践中还应了解和掌握生物、核、化等急救以及常见危重病症包括心、肺、脑、肾和创伤等发病机制、病理生理等基础理论。熟悉岗位职责、任务、各项规章制度、医德医风规定和有关的医疗法规。遵守急救人员工作规范、院前急救诊疗常规、病历书写规范、突发事件应急预案等。熟悉医疗费的核价和收费要求。掌握基础生命支持（basic life support，BLS）等级的徒手心肺复苏术、高级生命支持（advanced life support，ALS）等级的器械心肺复苏术，以及心电图检查、心电监护、除颤术、起搏术、气管插管术、人工呼吸术、吸引术、供氧术、环甲膜穿刺术、静脉通道开通术、注射术、接生术、外伤止血、包扎、固定、搬运等技术。熟练使用常用急救医疗器材、通信器材，并进行保养和维护。熟悉消毒隔离技术等。

调度人员从医学院校毕业后，需具有执业或助理执业医师或护师资格，了解、掌握基本的医学理论知识。熟悉岗位职责、任务、各项规章制度、医德医风规定和有关的医疗法规。熟悉通信调度人员工作规范、突发事件应急预案、院前急救诊疗常规等。掌握常见疾病急救和公众自救互救知识。具有计算机调度技术及院前急救方面的英语会话技能。掌握 BLS 等级的徒手心肺复苏术、外伤止血、包扎、固定、搬运等基本急救技术。

驾驶员应熟悉岗位职责、任务、各项规章制度和相关的职业道德要求。熟悉急救人员工作规范、突发事件应急预案、交通事故处理流程等。熟悉交通法规与道路行车安全知识。掌握部分急救医疗、通信器材的使用、保养和维护。了解急救收费的有关规定与方法。具有符合医疗急救特点的驾驶技术和车辆例行保养及常见故障的排除技术。掌握 BLS 等级的徒手心肺复苏术、外伤止血、包扎、固定、搬运等基本急救技术。

担架员应熟悉岗位职责、任务、各项规章制度和相关的职业道德要求。熟悉急救人员工作规范、突发事件应急预案等。掌握各类担架的使用、保养和维护。熟悉急救医疗器材的使用、保养和维护。掌握 BLS 等级的徒手心肺复苏术、外伤止血、包扎、固定、搬运等基本急救技术。

(二) 教育培训

1. 岗前培训

新进职工要进行岗前培训,包括医学院校和其他学校的毕业生,或从其他机构调入并将担任医师、调度员、驾驶员或担架员岗位的一线职工。内容和方法以必须掌握的基本知识和基本技术为主。教员课堂授课主要包括岗位职责、任务和各项规章制度,急救人员必须遵守的各项工作规范、突发事件应急预案、医疗费的核价和收费要求等。带教操练主要包括 BLS 等级的徒手心肺复苏术、ALS 等级的器械心肺复苏术、心电图检查、心电监护、除颤术、起搏术、气管插管术、人工呼吸术、吸引术、供氧术、环甲膜穿刺术、静脉通道开通术、注射术、接生术、外伤止血、包扎、固定、搬运等技术。由教员指导,助教或技术员负责带教操练。由于心电图、气管插管(环甲膜穿刺)、静脉通道开通、注射、接生等技术需要进行实战培训,因此,在课堂或模具操作培训的基础上,还应在二级以上综合医院内培训(进修)。

驾驶员岗位必须掌握的一些基本知识和技能难以在课堂内进行,各院前急救机构应指定带教师傅,在带教期内进行传、帮、带式的培训。驾驶员带教期满后,带教师傅应对被带教人做出技术评定。在医院培训的医师(调度员),在培训结束时也应由医院有关科室负责人在进修评定表上做出评语。

各类人员岗前培训(课堂培训)时间一般控制在 40～80 学时。医师在院内的培训时间为静脉通道开通术、注射术 3 周,心电图 2 个月,气管插管术(环甲膜穿刺术)1 个月,接生术 2 周。医师随车实习 3～6 月,主要为现场患者应急处置和安全转送、院前急救病历书写、病患沟通等内容。实习驾驶员带教时间为1年；已取得正式驾驶证的驾驶员视驾驶熟练程度确定带教时间，一般带教时间控制在3~6个月。调度人员带教实习3~6个月，包括通信调度规章制度，各项通信调度规范操作流程，通信设备的操作使用，区域小区道路地图等内容。培训师资主要由教员和助教或技术员担任。教员负责课堂讲课和指导操练。培训医师、调度员时应由主治医师及以上职称人员担任，培训驾驶员和担架员时应由住院医师及以上职称或中级技工及以上职称人员担任。在教员指导下，助教或技术员负责带领学员操练，同时负责培训药械的准备和保管工作。

2. 岗位复训

为巩固和提高已培训的基本知识和基本技术，提高急救操作技术的熟练程度，增进对新知识、新技术和新器械的应用能力，已独立工作2年以上（包括2年）的急救人员应进行岗位复训。复训内容以急救操作技术培训为主，复训方法与岗前培训基本相同。培训时间为医师3天，调度员、驾驶员2天，担架员不少于1天。

3. 岗位专题培训

岗位专题培训是为了适应院前急救事业发展，培训时应紧密结合当前时事与形势，有针对性地选择培训内容，并重点针对医师群体实施。专题培训主要内容包括各种传染病，核放射病，生物、化学伤害和各种创伤的急救和处置，以及重大突发灾难事件应急救援等。培训方式为课堂授课与操作训练相结合，按需要确定培训时间，可根据培训内容决定是否邀请院前急救或其他医疗机构的有关专家作为授课老师。

4. 医院进修

为了促进医师对急救医学广泛而深入的理解，并提高其基础理论水平，单位可选派住院医师及以上职称人员前往医院进修。进修重点将聚焦于急诊科、危重病房及心电图室等关键科室，内容紧密围绕急救医学相关知识与技能进行。进修时间一般1~3个月，可采用业余时间和脱产相结合的方式进行。由医院相关科室主治医师及以上职称的人员担任进修导师。进修期满后，由导师按规定做出评定。

5. 继续医学教育

通过继续教育学习与交流，旨在使参加者牢固掌握现代急救医学的基础理论,深入了解常见急危重病的发病机制、诊断和急救处理的新进展,熟悉与掌握最新急救医疗器械的使用技术,了解国内外急救医学现状和发展趋势。这是为了培养并造就一支专业的院前急救医学骨干队伍,并孕育出该领域的学科带头人。各地根据地方要求,一般情况为初级人员每年需获取学分20分,中级及以上人员每年需获取Ⅰ类学分10分、Ⅱ类学分20分。院前急救机构应积极选派符合条件的医师参加各类学术讲座、学术交流会或学科年会等,并请参加学习交流的医师介绍学习的心得、体会,以巩固参加者的学习成果和扩大受益面,促进医师学术水平和院前急救技能的进一步提升。

(三) 考核

新员工完成报到手续后,将参与首次员工培训,随后进行入职前考核。内容为医学院校学历教育中获得的并需继续掌握、提高的基础理论知识,结合"三基"(基本理论、基本知识、基本技能)考试内容,采用笔试考核。岗前跟车实习期结束时完成考核,采用笔试及技能操作相结合形式进行考核。

实习期间工作表现评定主要为行为记录评定及职业道德评定,采用评价表单形式评定。行为记录评定由相关职能科室从受到的表彰、完成指令性任务、违反行业规范或规章制度、发生的有责投诉、医疗纠纷等方面,对实习医生在岗前实习期的表现进行评定,每月一次。职业道德评定由行风部门、所属分站分站长及带教老师从恪守职业道德、遵守医德规范、工作作风、医患关系、团结协作等方面做出评定。

医院内培训的医生由医院相关科室主治医师及以上职称的人员担任进修导师,培训完成由进修导师出具书面考核评定。有下列情形之一的,视为考核周期内工作表现评定不合格:因失责造成医疗事故,且负有完全或主要责任的;服务态度恶劣,造成恶劣影响或严重后果的;索要或收受病家财物或牟取其他不正当利益的;违反医疗服务和药品价格政策,多计费、多收费或者私自收取费用,情节严重的;隐匿、伪造或擅自销毁医学文书及有关资料的;其他严重违反职业道德和医学伦理道德的情形。

岗位复训考核在轮次岗位复训结束后进行,以急救操作技术培训为主,采用笔试及技能操作相结合形式。岗位专题培训考核内容为课堂授课内容,具体考核形式由授课老师决定,医院进修课程由院内指导医师决定。继续医学教育考核根据各地具体要求确定学分数。一般情况下初级人员每年需获取学分20分,中级及以上人员每年需获取Ⅰ类学分10分、Ⅱ类学分20分。

第四节 院前急救的安全管理

一、患者安全管理

院前急救阶段对患者的安全管理涉及多个环节和方面。通过快速响应、初步评估、采取适当急救措施、持续监测与病情管理、完善记录交接工作等措施,可以最大限度地保障患者在急救过程中的安全与健康。

首先,在接到急救任务后,医务人员应迅速出发,尽快到达患者所在地。途中与现场人员保持沟通,了解患者的基本情况和病情,做出初步判断。医务人员到达现场后应立即对患者进行初步体检和评估,确定患者的症状和病情,以便采取正确的急救措施。

其次,根据患者的症状和病情,医务人员应迅速采取适当的急救措施,如心肺复苏、止血包扎、固定骨折等。同时,要注意保持患者呼吸道通畅,维持生命体征稳定。在采取急救措施时,医务人员应严格遵守医疗操作规范和安全标准,确保操作正确、安全、有效,避免对患者造成二次伤害或交叉感染等问题。

再次,在急救过程中,医务人员应持续监测患者的生命体征和病情变化,及时调整治疗方案和急救措施,以确保患者的病情得到有效控制,减少并发症和不良后果的发生。对于病情危重的患者,医务人员应保持高度警惕,随时做好抢救准备。同时,要与接收医院保持密切联系,确保患者能够及时转运并得到进一步治疗。在转运患者前,医务人员应对患者的病情进行再次评估,确定转运的可行性和安全性。选择合适的转运方式和工具。在转运过程中,医务人员应保持患者的体位稳定,避免颠簸和碰撞。同时,要持续监测患者的生命体征和病情变化,做好应急处理准备,确保患者能够安全、顺利地到达接收医院。

此外,在急救过程中,院前医务人员应详细记录患者的症状、病情、急救措施和用药情况等信息,并确保记录准确、完整、规范,为后续治疗提供参考依据。在将患者转运至接收医院时,医务人员应与接收医院的医护人员进行详细交接。介绍患者的病情、急救经过和当前状态等信息,确保接收医院能够顺利接收并继续治疗。

二、药械与医废管理

(一) 药械采购管理

各医疗急救中心(站)根据各自的急救工作需要,有计划地、及时地、准确地做好药械的筹划、供应、管理工作,根据库存量及消耗量制订药品采购计划,及时上报至相关管理部门负责人审批,无特殊情况严禁出现药械囤积现象。对短缺药械做好登记,及时向部门负责人及各分站通报供药情况。

(二) 药械的出库核发管理

严格出入库手续。药械入库时应进行实物验收签字。药械出库时应及时登记、出账,做到每月盘点。库存的药械必须做到账物相符,发现有误后应及时查找原因,并报告相关部门负责人。药械的出库应遵循"先进先出""易变先出""近期先出"的原则,确保药品和医疗器械的有效性和安全性。对于同一品种不同批号的药品或医疗器械,应按照生产时间顺序将最早生产的先行发出;对于有效期长短不同的药品或医疗器械,应将近效期的先行发出。

在发货过程中,出库核发员须详细记录出库信息,以便后续追踪和查询。对于超过有效期的药品或医疗器械,应严禁出库,并及时报告给相关管理部门进行处理。对于发现包装破损、污染等问题的药品或医疗器械,应暂停出库,并进行进一步的检查和处理。在整个出库过程中,应确保药品和医疗器械的储存环境符合规定要求,避免受潮、受热、受阳光直射等因素影响。出库核发员应定期接受培训,提高专业技能和责任意识,确保出库工作的准确性和高效性。

药库的环境要求应保持清洁,通风干燥,防止污染,避光。药库内应常规配置温湿度计,并按规定记录每日的温湿度值,建立台账。药库室温应保持在<25℃,相对湿度应保持在45%～75%。药械堆垛应与屋顶(房梁)、墙的间距不小于 30 厘米,与地面的间距不小于 10 厘米,药械垛与垛之间要有间距。药械应按其质量、储存要求分类存放,并设有明显标记。同种药品应按批号、效期远近依次集中存放并设有明显标志。危险品必须另设仓库单独存放,并采取必要安全的措施。特殊药品必须严格执行特殊药品管理制度,专柜储存,专人

负责,双人双锁,专用账册。对于常温保存的药品,室温需要控制在 0~30℃,阴凉保存的药品温控应小于 20℃,冷藏药品保存温控应在 2~10℃。应采取必要的冷藏、防冻、防潮、防虫、防鼠等措施,保证药品质量,达到库存药品质量合格率 100%,完好率达 100%,年报损金额<0.2% 的标准。

应对药械有效期及失效药品进行规范管理。有条件的情况下,药械有效期应纳入信息系统管理,管理员对药械有效期每月进行检查,保证信息管理或登记的药械有效期与实物一致,并将 3 个月内即将过期的药械提醒相关负责人。各级人员必须严格执行《中华人民共和国药品管理法》对已过有效期的药品不准再出库、再使用的规定。认真做好过期失效药品的隔离工作,按相关操作规程及时做好报损手续及销毁工作。药品销毁过程中应有两人及以上人员实施销毁及监督工作,并且做好销毁记录台账。

(三) 医废管理

医废管理的目的是加强、规范医疗急救中心(站)医疗废物的卫生管理,防止因医疗废物处置不当而引起疾病发生、传播和环境污染等不良事件。各医疗急救中心(站)应根据 2011 年修订的《医疗废物管理条例》、2020 年《关于印发医疗机构废弃物综合治理工作方案的通知》(国卫医发〔2020〕3 号)结合自身实际情况,制定医废管理制度并规范执行。医废管理的具体工作要求如下。

一次性使用无菌医疗器械的毁形参照《医疗器械监督管理条例》进行操作[5]。救护车上应严格依照感染性废物、损伤性废物及其他废物的分类标准,设置并使用医疗废物暂时贮存专用容器。对在救护车厢以外开展医疗服务时产生的医疗废物,应先分别置于专用包装袋内和利器盒中,随后再安全地转移到车内指定的专用容器中进行暂时贮存,严禁随意丢弃。医疗废物的收集采用统一的医疗废物专用包装袋和专用容器,放入包装物或者容器内的医疗废物不得取出。在盛装医疗废物前,应当对医疗废物包装物或者容器进行认真检查、确保无破损、渗漏和其他缺陷。

当盛装医疗废物的包装袋或专用容器的容量达到其总体积的 3/4 时,应使用专用的捆扎带将包装袋口紧密扎牢,或将专用容器的盒盖严密封闭,并立即贴上中文标签。标签上应清晰标注站点名称(或分站名称)、医疗废物类别、废物重量或体积、封装人员姓名以及医疗废物产生的具体日期。感染性废物、损伤性废物以及其他类别的医疗废物必须严格分开收集,严禁将任何医疗废物混入非医疗废物(如生活垃圾)中。

在重大传染病疫情期间,针对隔离的传染病患者或疑似传染病患者所产生的医疗废物,必须采用双层包装袋进行封装,并施以鹅颈式捆扎,随后安全地放入专用的密封容器内。为确保安全,传染性医疗废物的暂时贮存区域应明确划分,并与日常急救医疗废物的暂时贮存区域保持物理隔离。若包装物或容器的外表面不慎被感染性废物污染,应立即对被污染部位进行消毒处理,或额外增加一层包装,以防止病原体扩散。运送人员需每日遵循既定的时间和路线,将分类妥善包装的医疗废物安全运送至指定的集中暂时贮存区域。在运送过程中,运送人员务必细致检查每个包装物或容器的标识、标签是否清晰准确,封口是否严密符合要求,确保不将任何不符合标准的医疗废物送入集中暂时贮存区。同时,运送人员应采取有效措施,避免包装物或容器受损,以及医疗废物的流失、泄漏或扩散,严格防范医疗废物与身体直接接触,确保运输过程的安全与规范。重大传染病疫情期间运送医疗废物应使用固定专用车辆,不得与日常急救医疗废物混装、混运。每天运送医疗废物的工具及车辆应及时进行清洁和消毒。

中心(站)设置的医疗废物暂时贮存区,不得露天存放医疗废物,其设施、设备必须有明显的警示标识和警示说明,区域内应设置防漏、防盗、防鼠等相关安全措施,医疗废物暂时贮存的时间不得超过 2 天。中心(站)设置的医疗废物暂时贮存区设施、设备应定期消毒和清洁。传染性医疗废物暂时贮存场所由专人用 $0.2\%\sim5\%$ 过氧乙酸或 $1\,000\sim2\,000$ mg/L 含氯消毒剂喷洒墙壁或拖地消毒,每天 2 次。医疗废物暂时贮存区域应当远离医疗区、食品加工区和人员活动区及生活垃圾存放场所。中心(站)应当将医疗废物转移给已获得县级以上人民政府环境保护行政主管部门颁发许可的医疗废物处置单位进行专业处理。在交接过程中,双方应严格遵循危险废物转移联单制度,准确填写并妥善保存转移联单。工作期间产生的医疗废物应进行登记,登记内容应当包括医疗废物的来源、种类、重量或者数量、交接时间、最终去向以及经办人签名等项目,登记交接资料至少应保存 3 年。医疗废物转移出去后,应当对暂时贮存地点、设施及时进行清洁和消毒处理。

医废管理应开展人员培训及落实安全防护。中心(站)应配备医疗废物收集、转运、贮存专职人员及医疗废物转运专用车。对参与医疗废物收集、转运、贮存的所有工作人员应进行相关法律和专业技术、安全防护以及紧急处理等知识的培训。医疗废物工作人员工作期间应根据接触医疗废物种类及风险大小的不同,采取适宜、有效的职业卫生防护措施。收集日常急救产生的医疗废物时可作一级防护,收集隔离传染病患者或者疑似传染病患者产生的医疗废物时可作二级防护。从事医疗废物分类收集、转运、暂时贮存的工作人员应定期予以健康检查。中心(站)医疗废物专职收集转运人员负责中心医疗废物的转运、集中贮存工作,相关管理部门应不定期检查医疗废物的处置情况。医疗废物分类收集、转运、暂时贮存等各环节工作人员在工作期间,如有违反规定者责令其整改,对屡教不改或对中心造成负面影响的人员应按中心相关规定处理。分类处理流程详见图 3-2。

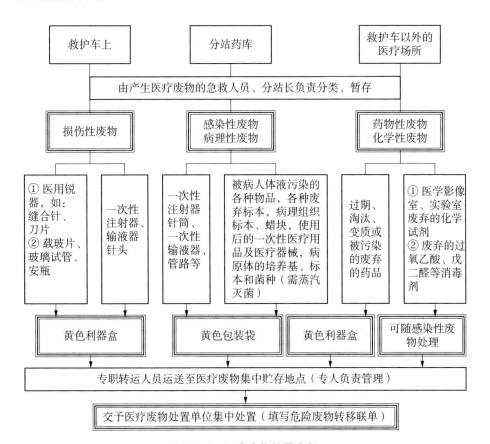

图 3-2 医疗废物处置流程

三、医保与信息安全

（一）医保管理

为了规范和完善医保业务工作的开展，提高医保业务管理水平，各地根据各省市医保管理规定制定相应的医保管理制度。根据医保管理部门要求，成立医疗急救中心医保工作领导小组，负责中心医保工作规范的设计和运行，相关部门组织架构示例如图 3-3 所示。信息管理部门负责软件开发升级、信息维护、数据传输及网络安全工作。财务管理部门负责医保结算、日对账及月度结算工作。业务管理部门负责药品、耗材采购和出、入库管理，医师 ID 管理工作。质量管理部门负责医保监督工作。

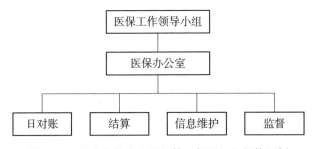

图 3-3　医疗急救中心医保管理部门组织架构示例

应严格执行卫生行政部门规定的各项医疗技术操作规范、病案管理和相关业务政策规定，合理检查、合理用药、合理治疗。规范医疗行为，认真贯彻执行医保各项政策规定，按时与辖区医保管理部门签订医保定点服务协议，按照协议规定履行相应权利和义务。定期对医保业务和医疗行为进行规范、协调、考核、监督，对患者身份、病历书写、救治记录、用药情况进行定期的自查、抽查、考核、监测和分析。规范医保药品、耗材采购流程，确保严格遵循地方医药采购与服务监管信息系统的相关规定进行医保药品及耗材的采购工作。

规范药品库、耗材库管理，规范药品、耗材的领用及使用管理。应将医保各项考核指标纳入中心整体考核管理体系之中，采取切实措施，落实医保费用控制标准，合理控制医疗费用过快增长，杜绝不正当的医疗行为，确保医保药品备药率达标。定期组织医务人员学习医保相关政策和业务操作，正确理解、及时贯彻落实医保有关规定。建立医师档案库，及时变更医师信息。

做好医保收费项目公示,公开医疗价格收费标准,严禁乱收费。严格执行医保规定,确保数据的准确及时传送,在规定时间内及时做好对账与结算工作,发现问题及时与辖区医保管理部门沟通。建立信息维护管理机制,严格排查运维过程中的各项问题。设立信息维护、业务维护管理员,按照相关制度及规定及时更新药品库、耗材库、诊疗库、医师库信息。

为了不断提高医保管理水平,持续改进院前急救医疗质量,改善医疗服务,提高运行绩效,应定期进行监督管理。定期检查医师是否违反用药管理规定,发生过度、超限制范围用药等违规诊疗行为;定期对患者身份、病历书写、救治记录、费用清单进行抽查;定期检查药品、耗材进销存台账,台账应做到账账相符、账实相符;定期检查是否发生重复收费、分解收费、超标准收费或者自定标准收取费用现象;定期检查医保信息维护是否及时,信息网络是否通畅,信息安全是否存在隐患;建立执业医师约谈机制,完善对执业医师诊疗行为的监督;及时做好协调工作,加强与医保相关部门的对口联系和沟通,接受审计、纪检监督;加强医保的宣传、解释工作,公布举报和监督电话。正确及时处理参保患者的投诉,努力化解矛盾,保证医保各项工作的正常开展。

(二) 信息安全管理

院前急救的信息安全管理是确保急救过程中患者信息、医疗数据和相关记录的安全性、保密性和完整性的重要环节。

首先,信息的保密性管理。工作人员应严格遵守医疗信息保密法规及制度,确保患者个人信息、病历资料等敏感信息不被泄露给未经授权的人员。定期对急救人员和相关医务人员进行信息保密教育,强化保密意识,签订保密协议,明确保密责任。有条件的可以采用加密技术、访问控制等措施,保证电子病历、急救记录等信息的存储和传输安全。

其次,信息的完整性管理。建立完善的信息录入、审核和修改流程,确保急救过程中的医疗数据和相关记录真实、准确、完整。信息管理部门应对急救信息进行定期自动备份和存档,防止信息丢失或损坏。同时,建立灾难恢复计划,确保在意外情况下能够及时恢复数据。有条件的可以采用数字签名、时间戳等技术手段,确保急救信息的来源可靠、时间明确,防止信息被篡改或伪造。

再次,信息的可用性管理。管理部门应确保急救信息系统的稳定运行和高效响应,满足急救工作对信息实时性、准确性的需求。信息管理部门对急救信息系统进行定期维护和升级,修复系统漏洞,提高系统性能和安全性。建立应急响应机制,对信息系统故障或安全事件进行快速响应和处理,确保急救工作不受影响。

最后,人员和设备的管理。定期对相关人员进行专业培训,提高信息安全意识和技能水平。明确各岗位的信息安全职责和要求。对接入急救信息系统的设备进行严格管理,确保设备安全、可靠。可采用设备认证、访问控制等措施,防止未经授权的设备接入系统。信息管理部门应建立完善的信息安全审计和监控机制,对急救信息系统的访问、操作等行为进行实时监控和记录。发现异常行为及时报警并处理。

四、治安、消防及安全检查管理

(一) 治安管理

治安管理的目的是更好地处置在工作期间发生的意外事件、交通事故、非正常伤害或损坏,确保院前急救工作的正常运转,同时也保护员工的合法权益。为了高效处置各类意外事件,中心(站)应设立意外事件处置领导小组,由分管副主任任组长,各职能科室负责人任成员。

1. 急救车发生交通事故后的处理

无人员伤亡且救护车能正常行驶,立即停车并开启危险报警灯,确保事故现场安全,向调度中心或所属医疗机构汇报情况。驾驶员和随车医务人员检查车辆和装备是否受损,确保能继续执行任务。如无须等待交警处理,记录事故情况后,迅速离开现场,继续执行急救任务。如需交警处理,且车上有正在转运患者的情况,视患者病情的危重程度,原则上应继续执行急救任务,后续由中心(站)派人赶往现场配合交警处理事故;或由调度中心另派车辆接替执行任务。当救护车不能正常行驶时,立即停车并开启危险报警灯和警示装置,确保事故现场安全。报警并联系调度中心或所属医疗机构,报告事故情况和车辆状况。等待道路救援的同时,无论车上有无正在转运的患者,由调度中心另派车辆执行急救任务。视现场情况,将正在转运的患者转移至安全地点等待。驾驶员或由中心(站)派人配合交警调查处理事故。

有人员伤亡的情况下救护车能正常行驶,应立即停车并开启危险报警灯,确保事故现场安全,防止二次事故发生。立即报警并向调度中心或所属医疗机构汇报,视情况请求增援。驾驶员和随车医务人员迅速评估伤员情况,给予必要的初步救治措施。若车上无正在转运的患者,在标明车辆发生事故的位置后,应立即将事故伤员送就近医院治疗;如车上有正在转运的患者,可由调度中心另派车辆接诊伤员,或在标明车辆发生事故的位置后,视伤员病情的危重程度选择优先转送,或连同在转运患者同时转送。后续由中心(站)派人赶往现场配合交警调查处理事故。救护车不能正常行驶,应立即停车并开启危险报警灯和警示装置,确保事故现场安全,防止二次事故发生。立即报警并联系调度中心或所属医疗机构,报告事故情况和车辆状况,请求增援。如有条件,将患者转移至安全地点等待进一步救治;如无条件,则在车内进行初步救治措施,并等待增援人员到来。肇事救护车上的急救医师视现场情况,原则上应陪同增援救护车一起前往救治医院。驾驶员或由中心(站)派人配合交警调查处理事故。

2. 急救人员或设备受到人为非正常伤害或损坏的处理

急救人员在工作中受到伤害或受到威胁时,可直接或请调度中心协助拨打"110"报警,并立即联系调度中心或所属医疗机构,报告事态情况。调度中心接到一线人员报告后,立即向分管部门报告,接报部门视事件的严重程度进行逐级上报,并酌情临时调配机动人员到岗继续执行急救任务。民警到达现场后,积极配合民警进行处置。接到调度中心或现场急救人员的报告后,一般情况下,若人员未受伤、设备未受重大损坏,由相关部门负责人或分站长处理,并根据情况决定是否到现场。受到损害造成严重后果的,由中心(站)分管副主任带领职能部门负责人或分站长赴现场处理,并把处理情况报中心(站)主任及上级部门。

(二)消防安全管理

首先,制定并执行严格的消防安全制度,明确各级人员的消防安全职责,实行消防安全责任制。定期进行消防安全巡查,及时发现并处理潜在的火灾隐患。定期组织消防安全知识培训,提高员工的消防安全意识,确保每位员工都能熟练掌握消防安全知识和应急处理技能。

其次,消防设施的配置和维护。根据急救车的实际情况和工作需要,配置适量的消防器材,如灭火器、消防毯等。定期对消防器材进行检查和维护,确保其随时处于良好状态。在急救车醒目位置设置消防安全标志,如"严禁烟火"等警示标志。

再次,强化火源管理,严禁在急救车内吸烟、使用明火或违规使用电器设备。对急救车内的电器设备进行定期检查,防止因电器短路等原因引发火灾。严格控制易燃易爆物品的存放和使用,如氧气瓶等医疗气体应远离热源、火源。

此外,根据工作环境,制定切实可行的应急疏散预案,明确疏散路线和集合地点。定期组织员工进行应急演练,提高员工在紧急情况下的自救互救能力。对新员工进行消防安全培训和考核,合格后方可上岗。在急救车内设置紧急呼救装置,确保在紧急情况下能够及时呼救并获得援助。对急救车进行定期维护和保养,确保其性能良好、安全可靠。

(三) 安全检查管理

安全检查的内容主要是急救车辆、医疗设备与药品、通信设备和消防安全设施。定期检查急救车辆的车况,包括刹车系统、转向系统、轮胎磨损等,确保车辆性能良好,能够安全、迅速地到达急救现场。检查急救箱、担架、氧气瓶等医疗设备的完好性和有效期,确保在急救过程中能够正常使用。同时,核对药品的种类和数量,确保药品齐全且在有效期内。检查对讲机、手机等通信设备是否畅通,确保在急救过程中能够及时与调度中心或医疗机构取得联系。检查灭火器、消防栓等消防安全设施是否完好有效,确保在紧急情况下能够迅速进行灭火。

安全检查的时间与频率分为每日检查、定期检查和不定期检查。急救人员应在每日出车前对急救车辆、医疗设备与药品等进行例行检查,确保设备齐全、药品充足。医疗机构应定期对急救车辆进行全面检查,包括车辆性能、设备完好性等,确保车辆处于良好状态。同时,定期对药品进行盘点和更新,确保药品的供应和质量。在特殊情况下,如极端天气、重大活动等,应增加对急救车辆和设备的检查频率,确保在紧急情况下能够迅速投入使用。

急救人员是安全检查的主要执行者,应负责每日出车前的例行检查,并在发现问题时及时上报和处理。管理人员应定期对急救车辆和设备进行全面检查,并负责组织对急救人员的安全培训和教育。对于需要专业维修的设备或车辆故障,应请专业维修人员进行检修和维护,确保设备或车辆能够恢复正常使用。

应建立安全检查的记录、报告和整改流程。每次安全检查后,必须详细记录检查的时间、地点、参与人员、检查项目、发现的问题以及建议的解决措施。这些记录应清晰、准确,并妥善保存,以备后续查阅和审计。检查结束后,应立即将检查结果报告给相关的管理人员或安全负责人。报告应包含所有发现的问题,包括潜在的安全隐患和违规行为,以及针对这些问题的初步分析和建议的解决措施。对于在检查中发现的问题,管理部门应制订整改计划,并明确整改的责任人、时间表,或所需的资源。整改计划应针对每个问题提出具体的解决措施,并确保这些措施能够有效地消除安全隐患或纠正违规行为。在整改过程中,应定期跟踪整改进展,并对整改结果进行验证,以确保所有问题都得到了妥善解决。同时,应将整改结果反馈给相关的管理人员或安全负责人,以便他们了解整改情况并作出进一步的决策。通过记录、报告和整改流程,可以确保院前急救的安全检查管理形成一个闭环,从而持续提高急救工作的安全性和有效性。

五、突发公共事件的院前急救管理

突发公共事件是指突然发生,造成或者可能造成更大人员伤亡、财产损失、生态环境破坏和严重社会危害的紧急事件。狭义的突发事件也称为突发公共卫生事件。随着我国经济的快速发展,交通事故、公共卫生事件、社会突发事件等有不断上升的趋势。我国在经历"5·12"汶川大地震、"8·12"天津港特大火灾和两次传染病疫情大流行后,在应对自然灾害、事故灾难、公共卫生事件等事件方面积累了一定经验[6]。加强和完善院前急救医疗救治预案管理,提高医疗救援能力,降低死亡率,对有效应对突发事件,最大限度减少对经济社会发展造成的负面影响意义重大。

(一)突发公共事件分类分级

突发公共事件根据发生过程、性质和机制,主要分为以下4类[7]。首先,自然灾害类,涵盖气象灾害、地震灾害、地质灾害、海洋灾害以及生物灾害等多种类型。其次,事故灾难类,包含各类安全事故、交通运输事故、公共设施与设备事故、辐射事故以及环境污染与生态破坏事件。再次，公共卫生事件类，主要涉及传染病疫情，群体性不明原因疾病，食品安全和职业危害，动物疫情，以及其他对公众健康和生命安全构成严重威胁的事件。最后，社会安全事件，则包括恐怖袭击事件，民族宗教事件，经济安全事件，涉外突发事件和群体性事件等。四类突发公共事件往往是相互交叉和关联的，某类突发公共事件可能和其他类别的事件同时发生，或引发次生、衍生事件，应当具体分析，统筹应对。

依据《中华人民共和国突发事件应对法》第三条规定，按照社会危害程度、影响范围等因素，除社会安全事件外，将自然灾害、事故灾难、公共卫生事件这三类突发事件分为特别重大、重大、较大和一般四级；但却没有明确规定关于突发事件的分级标准，而仅仅规定由国务院或者国务院确定的部门制定。国务院2006年1月发布的《国家突发公共事件总体应急预案》也没有关于突发事件的具体分级标准。突发事件管理基于"分级管理，重心下移"的原则，确立了属地管理为主的应急体制。因此，国家层面的立法主要提供原则性和指导性的框架，而针对具体领域或事项，还需要地方层面结合实际情况进行更为细化、分类的二次立法[8]。实践中，突发事件的分级标准一般根据各级专项预案制定。故突发公共事件等级分级标准参考《突发事件应急预案管理办法》[9]、《突发公共卫生事件应急条例》[10]及《上海市突发公共事件总体应急预案》[11]，可以分为特别重大（Ⅰ级）、重大（Ⅱ级）、较大（Ⅲ级）和一般（Ⅳ级）四个等级。

其中，特别重大突发事件（Ⅰ级）指的是那些造成100人以上伤亡，且危重人员多的突发事件；或是跨省、市发生的，具有特别严重人员伤亡的突发事件；又或是国务院及其有关部门确定的需要开展医疗卫生救援工作的突发事件。重大突发事件（Ⅱ级）则是指伤亡人数在50人以上、100人以下，且危重病例超过5例的突发事件；或是跨省发生的，具有严重人员伤亡的突发事件；再或是省级政府及其有关部门确定的需要开展医疗卫生救援工作的突发事件。较大突发事件（Ⅲ级）的界定是一次事件造成30人以上、50人以下伤亡，且危重病例超过3例的突发事件；或是市（地）级政府及其有关部门确定的需要开展医疗卫生救援工作的突发事件。一般突发事件（Ⅳ级）则是一次事件造成10人以上、30人以下伤亡，且危重病例超过1例的突发事件，这些事件往往由县级政府及其有关部门负责医疗卫生救援工作。

特别重大的突发公共卫生事件，其涵盖范围广泛且影响深远。其包括但不限于鼠疫、炭疽在大中型城市内的暴发,若疫情展现出显著的扩散趋势,或是疫情已经波及至两个或以上的省份,并预示有进一步扩散的可能性;当出现传染性非典型肺炎、人感染高致病性禽流感的病例,并且疫情态势表明存在潜在的扩散风险;又或当多个省份暴发群体性不明原因的疾病,同样伴随有扩散的迹象时,也都被认定为特别重大的突发公共卫生事件。此外,新传染病的出现,或是我国尚未发现的传染病首次发生或传入,若这些疫情展现出扩散的趋势,亦属于此类事件。更为严重的是,若我国已消灭的传染病重新流行,其潜在的风险和危害更是不可小觑。同时,烈性病菌株、毒株、致病因子等关键物质的丢失,也被视为特别重大的突发公共卫生事件。若与我国相邻或通航的国家和地区暴发特大传染病疫情,并出现输入性病例,严重危及我国公共卫生安全,这样的跨国疫情同样被视为特别重大的突发公共卫生事件。最后,国务院卫生行政部门认定的其他情形,也将被纳入特别重大突发公共卫生事件的范畴之内。

(二) 突发公共事件院前急救的组织协调

为确保突发公共事件应急医疗救援工作的高效、有序,组织、协调各有关部门、单位、人员共同参与应急医疗救援工作,需要成立各级突发公共事件应急医疗救援工作领导小组(以下简称领导小组),下设现场指挥组、医疗处置组和物资保障组三个小组。突发公共事件应急医疗救援工作领导小组全面负责突发公共事件的应急医疗救援工作。现场指挥组在突发公共事件发生后,应及时赶赴现场,在卫生行政主管部门或其他政府相关部门的领导下,组织灾害现场应急医疗救援工作的开展,积极与110、119等有关部门协调和配合,并及时向上级有关部门报告灾情及救援情况。医疗处置组在突发公共事件发生后,应及时到达现场,负责伤病员的现场救治、分拣和分流指导工作。物资保障组根据事件发生的规模大小及时组织有关物资的供给保障工作。

突发公共事件院前医疗应急救援工作将由属地各级突发公共事件应急医疗救援工作领导小组或由属地政府相关部门根据情况宣布启动。一旦宣布启动突发公共事件应急救援,应立即执行以下应急救援行动。

针对一般、较大突发公共事件的应急救援,医疗应急救援(或"120")指挥调度中心接到突发公共事件报警后,应及时调派现场周边急救车辆参与突发公共事件的现场救援。同时根据信息报告制度,及时向有关领导和上级部门报告,并随时跟踪事态发展趋势,做好通信调度的保障工作和救援信息的收集、登录工作。特殊的情况下,由突发公共事件救援现场指挥组赶赴现场,组织救援工作的开展。

针对重大、特大突发公共事件的应急救援,医疗应急救援(或"120")指挥调度中心在接到报警后,首要任务调派值班急救车辆赶赴现场救援。同时根据信息报告制度,及时向有关领导和上级部门报告,并随时跟踪事态发展趋势,做好通信调度的保障工作和救援信息的收集、登录工作。现场指挥组需及时赶赴现场,了解事件性质类别、人员伤亡及灾情发展程度、现场急救车辆的配置数量等相关信息。根据现场情况通过医疗应急救援(或"120")指挥调度中心及时调用急救车辆,包括公共卫生事件的专用急救车辆。主动与119、110及地区紧急联动中心、现场救援指挥部取得联系,协调现场救援工作的开展。随时了解、掌握现场伤员救治、送往医院情况,并向有关领导和上级部门汇报突发公共事件现场救援情况。根据重大突发公共事件应急医疗救援的需要,必要时启用直升飞机参与重大突发公共事件的医疗救援工作。服从属地政府紧急救援联动责任部门(突发公共事件现场救援指挥部、卫生行政主管部门等)的领导,决定现场急救人员的最后撤离时间和方式。

针对重大、特大突发公共事件的应急救援,医疗处置组和检伤分诊专用车应在重大突发公共事件发生后及时赶赴灾害现场参与救援工作。根据突发公共事件的发生规模、人员伤亡及转运保障情况,决定是否建立现场分诊急救点。在车辆足以保障病员及时转运的情况下,不进行分诊,立即边转运边急救。在车辆不能保障病员及时转运情况下,建立现场伤员救治与分流点,救治点应设在交通方便处,并有明显红十字标志。在事件现场对伤病员进行检伤分诊,按重、中、轻、死亡四种不同伤情挂上红、黄、绿、黑4种不同底色的伤员卡,伤员卡放置于伤员的腕或踝处。在现场分诊急救点对各类等候转运的伤员按相关医疗急救诊疗规范和公共卫生事件相关应急救治规定,实施必要急救措施。根据伤病员的伤情,确定就近具有抢救条件及能力的医院(或专科指定医院)。指挥现场急救车辆按分诊后的红、黄、绿伤员卡先后顺序有序地进行伤病员转运。及时统计现场伤员救治和送往医院情况,报现场指挥组。急救医师接到转运伤病员后,按相关医疗急救诊疗规范和公共卫生事件应急救治规定在车上进行急救护送,转运至医院后及时准确地向调度中心报告伤员性别、可能年龄、拟诊、伤情、是否死亡,并须及时书写病历。物资保障组需按照现场指挥组的指示,根据突发公共事件发生的规模、性质、救援持续时间及救治工作的需要做好各类急救及生活物品的后勤保障工作。

(三) 突发公共事件应急救援保障与善后

突发公共事件应急救援保障系统包括通信保障、车辆保障、药械保障和人员保障。

一旦发生突发公共事件,医疗应急救援(或"120")指挥调度中心必须保证突发公共事件应急医疗救援通信网络的畅通。保证医疗应急救援部门与紧急救援联动责任部门、上级卫生行政主管部门、疾控中心及有关二级甲等以上医院的应急救援通信网络的正常运行。配备现场救援通信指挥车、各种应急救援相关的信息资料采集及通信设备,用于突发公共事件现场救援的指挥调度。政府紧急救援联动责任部门应建立医疗应急救援(或"120")临时调度平台,并指派专职调度人员负责突发公共事件应急医疗救援的指挥调度工作。政府紧急救援联动责任部门、卫生行政主管部门、医疗应急救援(或"120")指挥调度中心等应配置与属地院前急救机构和车辆相同配置的专用频道无线对讲机,必要时可配置一定数量的卫星通信设备,以满足突发性公共事件救援联系工作的需要。属地各院前急救机构应在其指挥调度中心配备相同配置标准的专用频道无线固定台,并处于 24 小时待命状态,以确保重大突发性突发公共事件救援的通信联系和属地全部急救资源的统一调派。

突发公共事件发生时,属地院前急救机构所属急救车辆为现场医疗救援的基本力量。根据突发公共事件发生性质、规模及人员伤亡情况,分 3 个步骤调用急救车辆。首先调用事件发生所在区域的车辆负责紧急救援工作。其次根据需要,医疗应急救援(或"120")指挥调度中心及时调用相关机动、备用急救车辆予以协助。最后,一旦发生特大规模突发公共事件,将通过属地全域院前急救网络,统一调用全域所有急救车辆。必要时,根据政府紧急救援联动责任部门、卫生行政主管部门等要求,可调用其他医疗机构的相关车辆和社会车辆,共同实施现场应急医疗救援工作。同时还需配备现场检伤分诊专用急救车。

参加突发公共事件救援的急救车,其医疗器械装备均应按照相关医疗急救诊疗规范和公共卫生事件应急救治规定,配备标准统一的医疗器械。各种急救药品、医疗设备、消毒防护等救援设备与物资的配备保证一定的储备量,并始终保持良好的待用状态。

根据突发公共事件发生性质和规模,建立应急医疗救援人员梯队。第一梯队,事件发生所在区域院前急救机构急救人员。第二梯队,除事件所在区域院前急救机构外,及时调用属地机动急救人员予以协助。第三梯队,一旦发生特大规模突发公共事件,将调用属地全域所有院前急救人员共同参与突发公共事件的应急救援工作。必要时,根据政府紧急救援联动责任部门、卫生行政主管部门等要求,可调用其他医疗机构的医务人员、社会志愿者等共同参与现场应急医疗救援工作。

突发公共事件现场医疗救援结束后,由现场医疗处置组负责做好善后工作。做好伤病员医院间转送工作和特殊急救物品的运送工作。如发生公共卫生事件,做好救援工作人员的个人防护及急救车的消毒灭菌工作。尸体处理方面,配合公安、民政等有关部门,尽可能核实死者姓名、年龄和死因,根据卫健委的安排及时送往指定医院或指定存放点(成批人员死亡时,此项工作应由指定部门负责)。救援任务完成后的当天,由医疗应急救援(或"120")指挥调度中心将现场救援情况汇总后,打印出突发公共事件院前医疗应急处置统计表,上报各相关部门、领导。突发公共事件领导小组及相关救援参与部门及时总结救援工作的经验教训,进一步完善突发公共事件应急医疗处置预案。

此外,还要加强应急预案宣传、培训与演练。通过预案的学习,使院前医疗急救机构等有关救援人员了解各自职责及工作流程。加强急救人员的业务培训,重点是检伤分类、心肺复苏、外伤止血、包扎、固定、搬运,及烈性传染病和化学核防范等基本技能。开展对110、119等参与现场救援的相关协作部门人员的基础急救知识普及和基本急救技能的培训。定期组织重大突发事件救援模拟演习,确保发生突发公共事件时应急救援预案可以顺利实施。

(四) 重大会议和活动保障

根据中华人民共和国国务院《大型群众性活动安全管理条例》[12],重大会议和活动是指具有特定规模的政治、经济、文化、体育及其他重大社会活动,包括:体育比赛活动,演唱会、音乐会等文艺演出活动,展览、展销等活动,游园、灯会、庙会、花会、焰火晚会等活动。重大活动一般可分为三级:一级,党和国家举行的重大会议和活动、重大国际外交活动、重大国际国内体育赛事等，及与之相应的重大活动；二级，中央、国务院各部委、各省、自治区、直辖市举办的重要会议和活动、洲际体育赛事和国际单项体育赛事活动，国际性重要会议等，及与之相应的重大活动；三级，市级人民政府举办的重大活动。重大会议和活动保障的目标是预防伤害、疾病风险，使伤害的风险最小化，并尽最大可能确保参与者、观众、工作人员、周边公众的健康与安全。

重大会议和活动期间可能涉及的公共卫生应急准备工作包括：医疗救治能力和群死群伤事故的应急准备；疾病监测与突发疾病的准备；环境卫生与食品安全；针对爆炸物、生物和化学物质以及核放射性物质的故意使用（核生化恐怖袭击）；以及针对相关潜在事件的公共卫生应急准备与响应。院前急救要针对上述可能的突发事件，有针对性地做好卫生应急物资和装备保障工作。

根据主办方的统一部署，为确保保障工作的高效、有序进行，成立院前急救应急保障工作领导小组（以下简称领导小组），下设现场指挥组、医疗处置组、疾病监测和物资保障组。应急保障工作领导小组全面负责应急医疗救援工作。如大型会议突发重大公共事件，现场指挥组需及时赶赴现场，在上级部门的领导下，组织现场应急医疗救援工作的开展，积极与卫生监督、疾病预防控制中心等有关部门协调和配合，并及时向上级有关部门报告救援情况。医疗处置组在突发公共事件发生后，应立即到达现场，负责伤病员的检伤分类、现场救治、转运和分流工作。疾病预防与控制机构应协调相关部门确保在活动举办地区内开展适当的疾病监控措施，包括实施法定报告传染病监测、症状监测、现场监督控制措施、损伤监督控制措施等；采取多种监测方式和渠道开展疾病监测，并做好相关趋势分析。物资保障组根据事件发生的规模大小及时组织有关物资的供给保障工作。

重大会议和活动一旦发生突发公共卫生事件，“120”指挥调度中心必须保证突发公共事件应急医疗救援通信网络的畅通。保证急救中心（站）与110、119、上级有关领导和部门、疾控预防控制中心及相关二级甲等以上医院的应急救援通信网络的正常运行，保证现有120通信网络的畅通。主动与119、110、卫生健康委应急办取得联系，协调现场救援工作的开展。根据现场情况通过“120”指挥调度室及时调用急救车辆。

医疗处置组应在重大突发公共事件发生后，及时赶赴现场参与救援工作。

根据突发事件的发生规模、人员伤亡及转运保障情况,决定是否建立现场分诊急救点和调派物资储备车赶赴现场参与救援。在车辆足以保障病员及时转运的情况下,不进行分诊,立即边转运边急救。在车辆不能保障病员及时转运情况下,建立现场伤员救治与分流点,救治点应设在交通方便处,并有明显医疗救治标志。在突发事件现场对伤病员进行检伤分诊,按重、中、轻、死亡四种不同伤情,挂上红、黄、绿、黑四种不同底色的伤员卡,伤员卡放置于伤员的上肢(或其他明显部位)。在现场分诊急救点对各类等候转运的伤员按院前急救规范和突发公共卫生事件相关应急救治规定处置。根据伤病员的伤情,确定就近具有抢救条件及实力的医院(或专科指定医院)。指挥现场急救车辆按分诊后的红、黄、绿伤员卡先后顺序有序地进行伤病员转运,但至少保持有 1 辆车等候。及时统计现场伤员救治和送往医院情况,报现场指挥组。急救医师接到转运伤病员后,按院前急救规范和突发公共卫生事件应急救治规定在车上进行急救护送,转运至医院后及时准确地向调度室报告伤员性别、可能年龄、拟诊、伤情、是否死亡,并及时书写病历。具体应急程序见图 3-4。

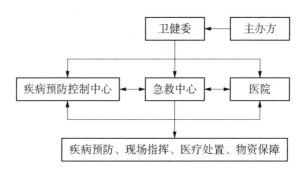

图 3-4 应 急 程 序

活动举办前,应根据活动主办方的统一部署,对可能涉及的公共卫生风险进行评估。根据评估结果,制定重大会议和活动医疗卫生应急预案,重点是急救人员配备、急救车辆、常用物资、装备的配置。根据活动涉及人数和范围,派遣一定数量的急救车辆和人员在现场保障,同时建立人员和急救车辆梯队,根据突发事件发生的规模、性质、救援持续时间及救治工作的需要做好各类急救及生活物品的后勤保障工作。承担医疗救援任务的各有关医疗机构,应组建医疗救治应急队伍,并加强应急队伍培训及演练。根据实际情况和演练中发现的问题及时修订保障工作方案,并做好患者数量激增情况下的物资和装备保障。建议院前急救机构与承担某些特定任务的单位统一工作机制和工作方式,及时就有可能发生的突发事件和相关信息进行沟通和交流;了解驻地医疗点和应急医疗救治队伍的相关装备和物资的配置,明确急诊绿色通道,与定点医院做好协调配合,预留出一定的病床数量,以备收治危重患者和伤员。由于重大会议和活动期间,人员数量较多,且多有可能在室外活动,因此受极端天气影响较大。闷热时容易出现中暑、心脏病等,低温情况时易出现冻伤、低温症,尤其是要注意老人和小孩在极端气候情况的卫生应急保障。

在确保常规保障措施到位的前提下,应尤为注重构建高效的大规模伤亡应急保障体系。面对此类紧急情况,潜在的挑战包括床位资源的紧缺、急救药品的供不应求以及诸如呼吸机等关键急救设备的短缺。此外,鉴于伤亡人数的急剧增加,对医疗服务的需求也会急剧上升,进而导致医护人员配备不足的问题凸显。在此背景下,若患者因得不到及时救治而产生紧张或恐慌情绪,不仅可能加剧医患之间的紧张关系,还可能引发更广泛的社会不安与潜在危害。因此需要迅速采取措施,加强心理疏导与安抚,同时加快医疗资源的调配与增援,以防止事态进一步恶化。

· 参考文献 ·

[1] 普正武,李发兴,朱红俊,等. 云南省院外急救与 MPDS 的建设[J]. 中国急救复苏与灾害医学杂志,2013,8(5):452-454.

[2] 林全洪,戴臻,徐耀伟,等. 2G/3G 远程医疗移动通信系统在院外危重患者急救信息传输中的效果评价[J]. 中国急救复苏与灾害医学杂志,2015,10(11):1025-1028.

[3] 张萍. 院前急救技术人员人力资源的开发管理及使用[J]. 人才资源开发,2019,27(22):34-35.

[4] 赵香玲. 人员培训与资质准入对院前急救效果的影响[J]. 护理实践与研究,2017,14(22):127-129.

[5] 国务院. 医疗器械监督管理条例[L]. [2021-02-09]. https://www.gov.cn/zhengce/content/2021-03/18/content_5593739.htm.

[6] 张志锋,钱文雄,解炯,等. 突发公共事件背景下国内外院前急救管理比较及启示[J]. 中华灾害救援医学,2022,10(6):323-329.

[7] 薛澜,钟开斌. 突发公共事件分类、分级与分期:应急体制的管理基础[J]. 中国行政管理,2005,21(2):102-107.

［8］戚建刚.突发事件管理中的"分类"、"分级"与"分期"原则——《中华人民共和国突发事件应对法（草案）》的管理学基础［J］.江海学刊,2006,49(6):133-137.

［9］国务院办公厅.国务院办公厅关于印发《突发事件应急预案管理办法》的通知［EB/OL］.［2024-1-31］.https://www.gov.cn/zhengce/zhengceku/202402/content_6930817.htm.

［10］中华人民共和国国务院.突发公共卫生事件应急条例［EB/OL］.［2008-3-28］.https://www.gov.cn/zhengce/content/2008-03/28/content_6399.htm.

［11］上海市人民政府.上海市突发公共事件总体应急预案［EB/OL］.［2006-1］.https://www.shanghai.gov.cn/nw32021/20210105/0001-32021_858091.html.

［12］国务院办公厅.大型群众性活动安全管理条例［EB/OL］.［2007-9-21］.https://www.gov.cn/flfg/2007-09/21/content_759965.htm.

下 篇

序贯医疗体系建设

第四章　序贯医疗的理论与应用

序贯医疗是现代急诊、急救领域兴起的一项创新理念,也是医疗健康领域新质生产力发展的重要体现[1]。其核心思想是形成整体贯穿社会预防、院前急救、院内救治和院后康复等环节的全流程一体化救治体系。在探讨序贯医疗概念与内涵的基础上,分析相关理论基础、研究框架、应用载体和模式流程,有助于完善序贯医疗体系建设,挖掘其应用实践价值。

第一节　序贯医疗理论的形成和发展

急救医学是一门综合学科,因患者病情的未知性以及病情变化的急骤,需要在最短时间内采取有效的救治措施,通常需要多学科共同参与。既往院前急救和院内救治无缝对接的诊疗模式可能已经无法满足现代急救的需求,现代急救医学需要院前急救和院内救治在急救患者电子病历、急救器械设备、急救技术等方面深度融合,建立院前院内有效的协同"反馈"机制,以促进急救医疗服务的医务人员在急救决策和急救技术的提升,使患者获得更加科学、合理的全过程急救医疗服务,进而提升患者安全性舒适度。医务人员、医疗机构乃至整个医疗卫生系统对提升急救绿色通道效率、保障人民生命健康的迫切期望,为"序贯医疗"的理论发展和模式创新提供了强大动能。

一、序贯医疗理论的发展背景

(一)传统院前院内衔接的壁垒与短板

目前我国急救的院前院内衔接方式,需要调度中心、急救中心与医院三者之间的协同合作,而许多地区的急救中心与医院隶属于不同业务系统,彼此之间存在信息壁垒,急救过程中信息传递延误、延迟或部分信息丢失的情况屡见不鲜,进一步增加了急救的风险和不确定性。院前急救无法掌握院内医疗资源的使用情况,急救调度通常采用就近救急、能力优先、合理分流、尊重患者和家属意愿等原则,但在实际送诊过程中往往基于急救车载医生的经验判断而非端到端的急救资源规划,容易导致患者到院后等待时间较长,院内救治团队启动延后的情况。在缺乏高效沟通机制的情况下,为了提高救护车担架周转效率,避免长时间交接等待,不乏救护车携载患者多次转院才能完成送诊的情况发生。此外,因院前急救与院内救治隶属不同系统,患者的检查信息也无法及时同步获得。患者在院前急救时的基本信息和部分血生化、心电图等检测结果难以及时同步到院内,到院后可能需要进行信息重复采集,容易延误抢救时机。

我国急救院前院内的交接制度尚未形成统一标准。许多地区院前急救与院内急救的责任机构相互独立、隶属不同于不同的管理部门,虽然大力倡导院前院内无缝衔接,但目前双方在转运和交接环节的制度方式还未完全统一。因救治时间紧迫,院前院内交接时多采取电话口头交接方式,书面交接单也非常简单,在短暂的交接时间段内很难充分将患者的致伤原因、伤情和前期处理情况表述清楚,使得院内抢救缺乏第一手资料。

(二) 从无缝衔接到融合渗透的必然趋势

急救医学是一门综合学科,通常涉及多专业、多科室、多部门、多机构的协同合作,需要医疗系统整体的协调和管理。急救病程管理应是连续性、全过程的,但目前院前急救、院内救治和住院诊疗、院后康复等阶段病程仍为"环节型",病患通常由院前急救团队转运至医院急诊部,再由急诊部医师接诊、救治,复杂的情况还需要专科医师会诊,再进入专科病房继续治疗,这种机制容易因为某一环节交接时间过长、救治过程脱节而延误治疗。在狭窄的黄金抢救窗口期中,尤其是对于急危重症患者来说,采取确定性救治的时间节点越早,患者的生存率越大。因此,院前院内协同救治管理和院内多科学融合救治在必行。

在此背景下,"序贯医疗"这一新兴学术理念应运而生。序贯医疗倡导院前、院内、院后的协同救治,将不同诊疗环节有机融合,并逐渐延伸至社会预防领域,受到广泛关注。"序贯"一词体现了事物内在之间时空连贯、协调融合的客观规律,基于"序贯"理念的新医疗理论,将社会预防、院前急救、院内救治、院后康复等不同环节由"无缝衔接"上升为"相互渗透、优势互补、深度融合",形成"以人为本"的全过程急救医学新体系。

二、序贯医疗为何首先应用于创伤救治领域

创伤已经成为严重威胁我国儿童、劳动力人口健康和国家经济社会发展的重要公共卫生问题[2]。世界卫生组织统计,每年全球有超过 500 万人因创伤死亡,占全球总死亡人数的 8%[3]。《中国统计年鉴》最新数据显示,我国城乡居民因创伤死亡的人数占总死亡人数的比例约为 7%,过去五年创伤因素一直位居主要疾病死因前五位。创伤不仅会消耗大量卫生资源,还会给个人、家庭和社会带来巨大的疾病负担和经济负担[4,5]。如何减少创伤发生、降低创伤致残率和致死率是解决这一社会公共问题的关键。

为提升急危重症救治能力,全国各地各级医院正在加大力度构建急诊急救"五大中心"体系,即胸痛中心、卒中中心、创伤中心、危重孕产妇救治中心、危重新生儿救治中心。其中,胸痛中心主要涉及心血管科,卒中中心主要涉及神经科,危重孕产妇救治中心主要涉及妇产科,危重新生儿救治中心主要涉及儿科,相关中心建设关联的学科较为集中。然而,创伤急救通常同时面临多种任务、病情复杂和时间紧迫的压力,致伤因素和受伤部位具有高度不确定性,故创伤救治涉及诸多学科,创伤患者在不同医院就诊时的首诊科室也存在差异,院内救治流程也不尽相同。这种情况下,我国创伤中心尚未能形成成熟统一的建设标准和制度规范。

创伤救治系统不完备会使患者致伤、致残和死亡风险升高,由于全国各地医疗管理水平的差异性,目前各类创伤中心的建设模式和服务能力参差不齐,缺乏完整的创伤急救网络和运行机制。现运行的创伤中心急救模式普遍存在院前院内信息沟通不顺畅、病程管理不连续、协调机制不完善等问题,容易导致急诊室拥堵、救治过程脱节、决策效率不高等现象,影响危重创伤的救治。

"序贯医疗"率先应用于创伤救治领域,通过院前急救的延伸和院内救治的跨前,促进了院前院内的救治协同,能够有效提升创伤患者的救治成功率,降低创伤的致残率和死亡率。院前急救由经验丰富的 120 医务人员对急危重症创伤患者进行伤情甄别,实施快速高效的急救、复苏和转送。通过医院创伤中心

专家远程会诊,指导院前急救团队救治危重患者,推动院内创伤救治平台前移,真正实现上车即入院。将多发伤、复合伤的抢救,损伤控制手术的进行,以及创伤患者的住院与康复,一并纳入一体化"序贯医疗"体系,为创伤患者提供"一站式"服务[6]。相比传统断点式交接的创伤救治模式,序贯医疗更强调通过不同救治环节的交错融合渗透实现创伤救治全流程的一体化管理,如图4-1所示。

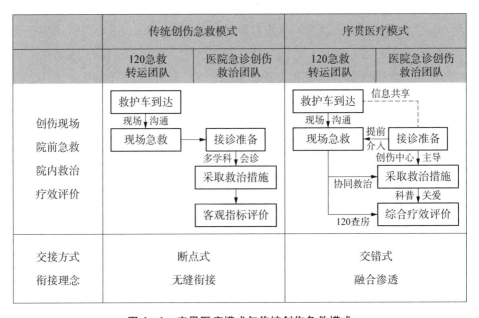

图4-1　序贯医疗模式与传统创伤急救模式

"序贯医疗"的模式可以有效提升创伤患者的救治的成功率,降低创伤的致残率。在提升创伤救治效能、改善患者体验等方面具有优势,这种理论革新对创伤中心的建设具有指导意义。序贯医疗不仅提升了医疗实践的效率和质量,也体现了中华文化对和谐与秩序的不懈追求以及对生命的至高尊重。

三、序贯医疗的概念内涵

序贯医疗的核心理念是以人为本,针对患者的具体情况制定综合性的治疗方案,以确保院前急救、院内救治与院后康复之间的连续诊疗,避免单阶段、单科室治疗的局限性。具体而言,"序贯医疗"是指以急救危重症患者为服务对象,基于医、防、康一体化视角,贯穿院前院内院后全流程的服务。在急诊危重症救治中,将院前院内紧密衔接,将急诊主导联合多专科协作抢救,以及危重患者的住院治疗与康复,高危人群的预防,形成一体化"序贯医疗"体系[7]。

(一)序贯思维及其含义

"序贯医疗"以急诊、急救患者为主要服务对象,通过安全教育、急救科普、院前院内院后的信息平台共享及联合教学查房等活动,推动公众、患者、医院、院前急救机构、康复机构等主体的多重互动,提倡时序交替、空间合理安排、资源集成与优化配置,对诊疗流程进行整体贯穿和连接,赋能卫生健康高质量发展。

"序贯医疗"不仅是一个新兴医学术语,更是综合考虑了环境、交通、人文、建筑、信息、心理等社会因素的全景式学术概念。在中华优秀传统文化的深厚底蕴中,"序"与"贯"是两个紧密相连的概念,它们共同勾勒出事物发展规律的完整图景。"序"的含义包括对事物次第和排列的描述,古人通过对东—西方位的观察,确立了时间有序交替的理念,形成了一种自然的"秩序"观。"贯"的本义是穿钱的绳索,后来引申为贯穿和连接,与"通""连"等概念相辅相成,强调了事物之间内在联系的重要性,这种联系超越了物理上的连续,指向了意义和目的上的统一。因此,"序"代表着事物发展中的有序性和规律性,强调了时间的有序交替和空间的合理安排。"贯"则突出了事物之间的连贯性和整体性,是从宏观的角度理解和把握事物的内在联系。两者的结合,将"时"与"位"有效链接,强调了各种元素、系统之间的相互协调与融合,体现了对"和"的秩序与状态动态平衡的追求与路径。将这一理念融入创伤急救的实践,可以得到以下深刻的启示。

(1)时和:医疗团队必须精准地把握救治的最佳时机,这要求快速而准确的诊断,以及对治疗时机的敏锐判断,确保"适时"救治。

(2)位和:医疗团队成员应根据各自的专业能力和患者的具体需求,找到自己在救治过程中的最佳位置,实现资源和人力的最优配置。

(3)序和:在救治过程中,按照病情的轻重缓急,有序地执行各项医疗措施,确保治疗的连续性和有效性。此外,医疗团队需要持续关注患者的病情变化,及时调整治疗方案,确保治疗的连续性和有效性。

(4)贯和:医疗团队成员之间需要保持密切的沟通和协作,确保信息、资源和行动的连贯性，形成一个协调一致、高效运作的救治系统。同时，医疗团队需要全面考虑患者的生理、心理和社会需求，制定全面的治疗方案。在救治过程中，医疗团队的行动和决策应保持一致性，确保所有成员对治疗计划有共同的理解，并朝着同一目标努力。

综上所述，创伤救治中的"序贯"思维不仅仅是一种行为的顺序和连贯性，更是一种对时间、空间和系统的整体把握和协调。序贯医疗要求医疗团队在社会预防、院前急救、院内救治、院后康复的全流程创伤防治中，既遵循时间的规律，又要考虑到空间的合理布局，同时还要注重各个环节之间的协调和配合，以及与患者及其家属之间的沟通与理解。这种深刻的理解，不仅提升了医疗实践的效率和质量，也体现了中华文化对和谐与秩序的不懈追求以及对生命的至高尊重。

（二）序贯医疗的建设内容

序贯医疗"以人为本"的理念内涵，体现在信息序贯、诊疗序贯和评价序贯3个层面。

在信息序贯层面，院前院内的信息共享是紧急医学救治的重要基础，也是提高救治能力和救治效率的关键支撑。院前院内的交接程序是实现信息序贯的主要途径，其目的是尽可能地消除医疗信息链上的断点，以人为中心建立全面、规范的患者信息档案。这就要求院前院内的交接程序不仅要重视病情的交接，也要重视现场情况、转运情况和后续救治情况等全流程信息的交接。医疗系统的信息化建设是一项长期、复杂的系统工程，涉及到多元主体、多维要素的耦合。院前院内的信息共享并非粗暴地打破院前急救系统与院内急诊系统之间天然存在的信息壁垒，而是在保证患者隐私的前提下，面向院前院内的信息交集实现数据的传输、交换与共享，同时为院前院内协同救治的决策提供有效依据。

在诊疗序贯层面，众所周知，以往院前急救的工作在救护车将患者送到医院后就画上了句号，院前急救人员对患者的跟踪管理几乎为零。序贯医疗试图打破这种壁垒，让院前急救医生到院内继续随访、关心患者成为可能，这不仅是对患者人文关爱和医疗质量的提升，更是院前急救医生自我提升、职业进步的重要手段。反之，医院内医护人员对院前急救的措施和患者情况也知之甚少，不利于精准治疗和管理患者。院内急救人员提前介入院前急救工作,提升院前管理水平;院前急救人员高峰时可配合院内急救,弥补人手不足,提升整体救治能力和医疗资源利用率。

在评价序贯层面,通过优化疗效跟踪评价流程,将以往以客观指标或不良事件为核心的疗效评价,转向更加关注患者的心理、社会职能、生活质量等综合疗效评价。通过联合教学查房、高危人群科普、创新人文关爱等方式,实现院前院内院后多向互动,提升患者就医获得感,共同维护良好医患关系。

总之,序贯医疗理论的核心思想是"以人为本"对医疗急救体系进行系统性重构,促进"以治病为中心"向"以人民健康为中心"的转变。建立院前、院内、院后交叉融合机制,形成联盟间医疗主体的良性互动,提升丰富院前急救急诊医学内涵,创新引领高效救治体系,提升医务工作者和患者双边的获得感。职业的荣誉感与学科发展认同感是序贯医疗源源不断的内生动力。

第二节　序贯医疗的博弈论基础

运用博弈论方法构建医疗决策模型,可以模拟患者、医生、医疗机构等参与者之间的互动关系,分析不同策略下的均衡结果。医疗策略博弈模型有助于预测和解释医疗实践中的行为模式,为政策制定和决策提供科学依据。医疗资源配置涉及政府、医疗机构、医生、患者等多个参与者。在序贯医疗中,博弈论可被用于分析不同参与者之间的利益冲突和合作可能,探讨如何优化医疗资源配置,提高医疗服务的公平性和效率。

一、序贯医疗中的博弈问题

(一) 博弈论简介

博弈论(game theory),亦称为游戏理论、赛局论或对策论,是现代数学的一个分支,也是运筹学的一个重要学科。博弈的本意是下棋,但随着博弈论学科的建立和发展,其已逐渐完善成为一套具有解释和预测能力的分析工具。博弈论以其完善的理论和出色的实用性,已成为整个社会科学,特别是经济学的核心理论,同社会选择理论一起被认为是 20 世纪社会科学最主要的成就,在诸如经济学、管理学、军事学、社会学、生物学以及计算机和人工智能等许多学科领域得到了广泛应用。

博弈论作为一门现代科学,其成立可以追溯到 1944 年由冯·诺伊曼和奥斯卡·摩根斯坦合著的《博弈论与经济行为》。该书的出版问世标志着博弈论学科的诞生。博弈论是一种方法论,能够较好地描述和分析现实生活中的交互决策情形。博弈论可以被定义为:研究智能理性决策者之间冲突与合作的数学模型[8]。

(二) 序贯医疗中的博弈要素

在序贯医疗体系中,欲运用博弈理论解释或分析医疗急救的实际问题,首先需要明确参与者、策略集和支付情况等博弈要素,并理清参与者之间、各要素之间的依存关系和作用机理。基于创伤急救面临的实际情况,序贯医疗中的博弈要素可以归纳为如下内容。

参与者(player):决策者或行为主体,可以是个人也可以是团队,他们通过合理选择自己的策略或行动,以获得最大化的收益或效用。在序贯医疗中,参与者宏观上可以是院前救急团队和院内急救团队;微观上可以是 120 急救转运团队成员或院内急诊创伤救治团队成员;在性质上,也可以是医疗过程中的环节或者评价体系中的指标。基于参与者的数量,可以分为两人博弈和多人博弈。

策略(strategy):各参与者在博弈过程中的备选方案,即每个参与者都要有多个行动方案可供选择;当每个参与者都选定一个方案后,所有的行动方案则构成了博弈的一个策略组合。在序贯医疗中,参与者的策略可以是“采用传统创伤急救模式”或者“采用序贯医疗模式”;可以是 120 急救团队选择“不参与院内急救”或者“参与院内协同救治和 120 查房”,或者是院内急诊创伤救治团队“选择提前介入 120 急救团队”或“选择不介入 120 急救团队”。基于策略个数是有限还是无限个,可以分为有限策略博弈和无限策略博弈。

支付(payoff):所有参与者都确定自己的策略后,在此特定的策略组合下,各参与人得到的确定的效用或期望效用。值得注意的是,这种效用可以是收益,也可以是损失。在序贯医疗中,支付的结果可以是治疗技能和水平的提升,也可以是满意度方面的评价,或是得到的医疗资源的使用和分配权力。根据支付效用的目标(费用—效益)可以分为效益极大化博弈和费用最小化博弈。

此外,在博弈理论中,通常会要求参与者是"理性人"假设,即参与者都是绝对理性且不会犯错的,并且能够充分利用所掌握的信息进行博弈。其中,信息在博弈过程中也扮演了重要的角色,信息是博弈的参与者在进行策略选择时所掌握的知识,既包括博弈的外部环境、也包括参与者策略情况以及对应的支付情况。在序贯医疗中,可以是120救急转运团队与医院急救创伤救治团队实行信息共享,也可以是信息不共享。根据信息掌握的完全程度,可以分为完全信息博弈和不完全信息博弈。

二、序贯医疗博弈模型构建

鉴于医疗卫生事业的现实需求以及博弈分析方法的有效性,博弈论已广泛应用于医疗的各个领域。例如借助博弈论分析急诊医学医患的共同决策问题、医疗数据的贡献问题、医保付费制度构建问题、专利药品医疗保险价格谈判、医疗设备延期保修策略与定价等,涉及医患关系、医疗数据、医院制度、医疗保险以及医疗器械的使用等诸多问题。基于序贯医疗的理念和内涵,运用博弈思维构建分析模型,可以为序贯医疗提供部分理论支撑。

(一)救急模式选择博弈

在新的急救模式或急救理念提出之后,不同的救治团队,或同一救治团队的不同成员,对新的救治模式或是积极响应或是因循守旧,就产生了急救模式选择的对抗性竞争[8,9]。以此为背景,考虑同一医院的院前急救团队(即120急救转运团队)与院内急诊创伤救治团队之间在面临传统急救和序贯医疗急救模式选择情形下的博弈问题。

基于博弈的要素,首先要明确急救模式选择情形下的参与者和策略集。其中,参与者可以是某所医院的"120急救转运团队"和院内的"急诊创伤救治团队",分别用"转运"和"救治"简写表示;两个参与者面临同样的策略,即采用"传统创伤急救模式"以及采用"序贯医疗模式",分别用"TR"和"SE"表示。此外,还需要明确参与者选择不同策略时利益相互依存的支付情况。

假定当120急救转运团队(转运)和急诊创伤救治团队(救治)均选择传统创伤急救模式(TR)时,则两个团队分别获得 π_1 和 μ_1 的收益。当其中的一方采用传统创伤急救模式(TR)而另外一方采取序贯医疗模式(SE),则采用序贯医疗模式的一方由于其在救治技能、科研成效、职业发展以及病患得到妥善救治的获得感方面会有提升,当由于采用传统急救模式一方的消极对待,则其提升效果有限;同时,采用传统急救模式的一方由于对方的选择,会增加其工作量,劳动强度有所增加,进而其收益将会出现下降。例如,当"转运"团队选择传统创伤急救模式(TR)而"救治"团队采取序贯医疗模式(SE)时,"转运"团队和"救治"团队分别获得 π_2 和 μ_2 的收益,其中 $\pi_2 \leqslant \pi_1$ 而 $\mu_2 \geqslant \mu_1$;当"转运"团队选择序贯医疗模式(SE)而"救治"团队采取传统创伤急救模式(TR)时,"转运"团队和"救治"团队分别获得 π_3 和 μ_3 的收益,其中 $\pi_3 \geqslant \pi_1$ 而 $\mu_3 \leqslant \mu_1$。若两个团队同时选择序贯医疗模式(SE),则两个团队虽然工作强度有所增加,但其成员在救治技能、科研、职业发展以及获得感方面得到显著提升,分别获得 π_4 和 μ_4 的收益且满足 $\pi_4 \geqslant \max\{\pi_2,\pi_3\}$ 和 $\mu_4 \geqslant \max\{\mu_2,\mu_3\}$。

通过上述情形的设定,可以得到该博弈问题的数学表达模型:

$$< N,S;A_1,A_2 >$$

其中, $N =$ {转运,救治} 为参与者集合; $S = S_{转运} \times S_{救治}$ 为策略组合的集合,其中 $S_{转运} = S_{救治} =$ {TR,SE} 为两个团队的策略集合; $A_1 = \begin{pmatrix} \pi_1 & \pi_2 \\ \pi_3 & \pi_4 \end{pmatrix}$ 和 $A_2 = \begin{pmatrix} \mu_1 & \mu_2 \\ \mu_3 & \mu_4 \end{pmatrix}$ 分别为转运团队和救治团队的支付矩阵。

为了更加直观地体现该博弈问题,上述数学模型还可以用如下表格进行描述(见表 4-1)。其中,行的方向为转运团队选择不同策略的支付情况,列的方向为救治团队选择不同策略的支付情况;而每个有逗号","表格中的支付,前者为转运团队的支付而后者为救治团队的支付。

表 4-1　不同团队选择不同策略的博弈情况

转运团队	救治团队	
	TR	SE
TR	π_1,μ_1	π_2,μ_2
SE	π_3,μ_3	π_4,μ_4

对上述问题进行分析,并预测最可能出现的结果。基于问题情形设定中各方在不同策略组合下收益的不等关系,可以进行如下分析。

首先,考虑转运团队的收益情况。当救治团队选择 TR 策略时,则转运团队选择 TR 策略时,其收益为 π_1,而选择 SE 策略时,其收益为 π_3,由于 $\pi_1 \leqslant \pi_3$,因此对于转运团队来说,其选择 SE 策略更加有利。当救治团队选择 SE 策略时,则转运团队选择 TR 策略时,其收益为 π_2,而选择 SE 策略时,其收益为 π_4,由于 $\pi_2 \leqslant \max\{\pi_2, \pi_3\} \leqslant \pi_4$,因此对于转运团队来说,其选择 SE 策略同样更加有利。综上,无论救治团队选择 TR 策略还是 SE 策略,对于转运团队来说,SE 策略都是其最优策略。这样的策略,则称为"占优策略"。

现在考虑救治团队的收益情况。当转运团队选择 TR 策略时,则救治团队选择 TR 策略时,其收益为 μ_1,而选择 SE 策略时,其收益为 μ_2,由于 $\mu_1 \leqslant \mu_2$,因此对于救治团队来说,其选择 SE 策略更加有利。当转运团队选择 SE 策略时,则救治团队选择 TR 策略时,其收益为 μ_3,而选择 SE 策略时,其收益为 μ_4,由于 $\mu_3 \leqslant \max\{\mu_2, \mu_3\} \leqslant \mu_4$,因此对于救治团队来说,其选择 SE 策略同样更加有利。综上,无论转运团队选择 TR 策略还是 SE 策略,对于救治团队来说,SE 策略都是其最优策略,即救治团队的占优策略。

基于上述的分析,无论是转运团队还是救治团队,无论对方作出了如何选择,其最优策略都是选择 SE 策略,即{SE, SE}是最可能出现的结果,此时转运团队和救治团队分别获得 π_4 和 μ_4 的收益。这个收益都是两个团队选择其占优策略的结果,因此这个结果就称为占优均衡。

占优均衡是一个要求更加严格的纳什均衡,但需要注意的是纳什均衡并不一定是占优均衡。其中,纳什均衡描述的是一种状态(或策略组合),在这种状态下博弈各方都没有意愿变更自己的策略。即在给定其他参与者策略不变的情况下,参与者的收益不会因为改变策略而变得更好。

(二) 医疗资源投入博弈

当急救模式得到充分论证其有效,并且得到转运团队和急救团队等相关医护人员的支持后,通常医院将会对新的救治模式投入更多的资源以推动新模式的健全和发展。以医院对序贯医疗的资源投入为背景,考虑两所在医疗水平、医疗设施和医疗团队实力等均相当的同质医院就序贯医疗资源投入的博弈问题。

在此背景下,博弈的双方分别记为医院 1 和医院 2,而两所医院对序贯医疗资源的投入分别为 I_1 和 I_2,且 $I_1 \geqslant 0$、$I_2 \geqslant 0$。假定序贯医疗的投入与创伤成功救治率、科研绩效(项目+论著)、医学科普绩效以及依托序贯医疗搭建的智慧平台建设成效等呈现正相关关系,并记单位序贯医疗投入会为医院带来的综合绩效为 p 的效用,且这种效用与医疗行业中队序贯医疗的总投入呈现负相关,即当所有医院都没有对序贯医疗进行投入时,则 p 就处于一个高效用状态,但如果所有医院都投入大量的资源在序贯医疗模式中,则效用 p 则会呈现递减效用。为了便于分析,本节假定医疗资源投入的效用 p 与所有医院投入医疗资源的总数呈线性关系,即 $p = a - kI$,若 $I \leqslant a/k$ 和 $p = 0$,若 $I > a/k$。其中,I 为所有医院对序贯医疗的总投入,若仅考虑医院 1 和医院 2 两所医院的情形,则有 $I = I_1 + I_2$;$k \geqslant 0$ 为敏感系数且 a 和 k 均为常数。

基于上述的设定,则可以构建两所医院在序贯医疗资源分别投入 I_1 和 I_2 时,这两所医院的总效用为:

$$u_1(I_1, I_2) = p \times I_1 = [a - k(I_1 + I_2)]I_1$$
$$u_2(I_1, I_2) = p \times I_2 = [a - k(I_1 + I_2)]I_2$$

此时,两所医院将分别决定自己的资源投入量以使序贯医疗的总效用达到最大,即

$$\max u_1(I_1, I_2) = \max[a - k(I_1 + I_2)]I_1$$
$$\max u_2(I_1, I_2) = \max[a - k(I_1 + I_2)]I_2$$

下面我们将考虑两种情形:①两所医院同时决策;②医院 1 作为领导者首先做决策,然后医院 2 作为跟随者,根据领导者的决策制定其资源投入量,即主从博弈[9-12]。

1. 两所医院同时决策

为了预测两所医院最终的资源投入情况,可以运用一阶导数最优性条件,分别对两家医院的总效用函数求偏导,并使导函数取值为零;然后联立方程组,最终确定两家医院最终的医疗资源投入量。具体表达式如下。

$$\begin{cases} \dfrac{\partial u_1(I_1,I_2)}{\partial I_1} = a - 2kI_1 - kI_2 = 0 \\[3mm] \dfrac{\partial u_2(I_1,I_2)}{\partial I_2} = a - kI_1 - 2kI_2 = 0 \end{cases}$$

计算此方程组可得其最优解为：

$$I_1^* = I_2^* = \frac{a}{3k}$$

此时，两所医院的最优效用为：

$$u_1(I_1^*,I_2^*) = u_2(I_1^*,I_2^*) = \frac{a^2}{9k}$$

注意到，该问题的最优投入 $\{I_1^*,I_2^*\} = \left\{\dfrac{a}{3k},\dfrac{a}{3k}\right\}$ 为该博弈问题的纳什均衡。即若其中的某一家医院变更自己的医疗资源投入，而当对方医院的序贯医疗资源投入不变时，则其效用将会变差。这是因为，若其资源投入降低，则其资源投入的效用必然会降低；反之若其资源投入高于最优投入，则医疗资源的投入会使得单位资源的效用降低，进而影响到医院的总效用变差。此外，由于前提假设中两所医院在医疗设施和医疗团队等各方面都相同，并且同时进行决策，因此其资源投入量以及最优效用均相同。

2. 医院 1 先决策医院 2 再做决策

医院之间可以通过增加医疗资源的投入，使其保持在序贯医疗领域方面的竞争优势。然而，通常情况下则是某所医院已经在序贯医疗领域做出了一定成效，作为序贯医疗领域的先行者，而其他医院则跟随先行者的足迹对序贯医疗领域进行投入并开展相应的医疗活动。为分析此种情形下先行者医院和跟随者医院的最优医疗资源投入情况，可以令医院 1 作为先行者首先进行决策，之后医院 2 作为跟随者再进行决策。

此时，我们先假定医院 1 投入的医疗资源为 I_1 且为定值，此时考虑医院 2 的最佳回应。首先根据一阶导数最优性条件，可以得到如下方程：

$$\frac{\partial u_2(I_1,I_2)}{\partial I_2} = a - kI_1 - 2kI_2 = 0$$

由于医院 1 的资源 I_1 是定值,因此可以得到医院 2 在医院 1 投入 I_1 时的最佳回应为 $I_2 = \dfrac{a - kI_1}{2k}$。 然而我们知道,医院 1 投入的资源 I_1 仅是假定,此时可以将医院 2 的资源投入视为医院 1 资源投入的函数,即 $I_2(I_1) = \dfrac{a - kI_1}{2k}$。

此时,考虑医院 1 真正的医疗资源投入。由于医院 1 是一个理性决策者,因此其能够分析出在其投入 I_1 时,医院 2 的回应为 $I_2(I_1)$。所以医院 1 需要根据医院 2 的回应确定其最终的资源投入。故,将 $I_2(I_1) = \dfrac{a - kI_1}{2k}$ 带入医院 1 的总效用函数,可得:

$$u_1(I_1, I_2(I_1)) = \left[a - k\left(I_1 + \frac{a - kI_1}{2k}\right)\right]I_1 = \frac{1}{2}(a - kI_1)I_1$$

欲求医院 1 最大总效用的资源投入,则须根据一阶导数最优性条件,可以得到如下方程:

$$\frac{du_1}{dI_1} = \frac{1}{2}a - kI_1 = 0$$

因此,可得 $I_1 = \dfrac{a}{2k}$。 此时,可以通过医院 2 的最佳回应函数,可得医院 2 的最佳资源投入为:$I_2\left(\dfrac{a}{2k}\right) = \dfrac{a}{4k}$。 即当医院 1 作为领导者率先进行决策而医院 2 根据医院 1 的医疗资源投入情况再进行决策时,两所医院的最优医疗资源投入分别为 $I_1^* = \dfrac{a}{2k}$ 和 $I_2^* = \dfrac{a}{4k}$。 此时,两所医院的最优效用为:

$$u_1(I_1^*, I_2^*) = \frac{a^2}{8k}; u_2(I_1^*, I_2^*) = \frac{a^2}{16k}$$

注意到,此时问题的最优投入 $\{I_1^*, I_2^*\} = \left\{\dfrac{a}{2k}, \dfrac{a}{4k}\right\}$ 为该博弈问题的纳什均衡。这与当两所医院同时决策时的均衡是不同的。因此,序贯医疗资源的投入还需考虑医院在该领域中所处的地位。此外,我们还可以通过对比两种情况的结果获得更有趣的一些结论。例如,当两所医院同时决策时,其序贯医疗资

源的总投入为 $\dfrac{a}{3k}+\dfrac{a}{3k}=\dfrac{2a}{3k}$，其小于医院 1 先决策医院 2 后决策时的资源总投

入 $\dfrac{a}{2k}+\dfrac{a}{4k}=\dfrac{3a}{4k}$，但前者的总效用为 $\dfrac{a^2}{9k}+\dfrac{a^2}{9k}=\dfrac{2a^2}{9k}$，其大于后者的总效用 $\dfrac{a^2}{8k}$

$+\dfrac{a^2}{16k}=\dfrac{3a^2}{16k}$。由此可知，资源投入与效用产出并非总是正向的。同时，这种现象也解释了为何政府会鼓励领导者或者龙头企业进行开创性探索。因为在领导者或者龙头企业带动下，社会上的总投入将会增多，虽然领导者或跟随者的总效益并没有得到更多增长，但这些利益将会被赋予消费者或者用户，从整体上有利于社会福利的增加。

(三) 资源投入的权力指数

资源的投入对序贯医疗模式的健全与发展具有重要的意义，也是其最终得以贯彻和落实的重要物质保障。序贯医疗模式是一个复杂的系统架构，需要多种医疗资源的综合投入，才能最终支撑起序贯医疗的发展和完善。以序贯医疗模式的载体——创伤医学科学发展与创伤中心——所需的医疗资源为研究对象，对包括用以提升成功救治率、医学科研成效、健康科普成效以及智慧医疗平台建设等方面的资源进行研究，分析各类资源在中心建设过程中的重要程度，以更好地服务于中心的建设，支撑序贯医疗的长足发展。

为了支持创伤医学科学发展与创伤中心的建设，医院须针对①提高创伤救治率、②提升科研成效、③提升科普成效以及④进行智慧医疗平台建设 4 个领域投入资源，并综合利用这四类资源完成创伤中心的建设。假定完成创伤中心的建设所需的最低总投入为 Q，而当前四个领域可投入的资源分别为 w_1,w_2，w_3 和 w_4。接下来，我们将探讨基于现有资源以及所建中心的最低投入，评估所有资源对中心建设的重要性情况。

基于上述的设定，可以将四类资源作为参与者构建合作博弈模型。其中，四类资源的集合，记为 $N=\{1,2,3,4\}$，为参与者所能形成的最大联盟，即大联盟。若四类资源并未完全使用到，则其为大联盟的子集，记为 S，即 $S\subseteq N$。对于任意的资源集合 $S\subseteq N$，若其拥有的资源能够组建成创伤中心，则其效用为 1；否则效用为零。若映射 v 来表示联盟的效用函数，则创伤中心建设的合作博弈模型可表示为二元组 (N,v)，其中 N 为参与者集合，而 v 则称为定义

在参与者集合 N 上的特征函数(或值函数),其分配给任何联盟 $S \subseteq N$ 一个实数 $v(S)$ 且 $v(\emptyset)=0$。具体地,对于任意的联盟 $S \subseteq N$,有

$$v(S)=\begin{cases}1, & \sum_{i \in S} w_i \geqslant Q \\ 0, & \text{其他情况}\end{cases}$$

此外,为了描述简便,该合作博弈模型还可以简写为如下形式:

$$[Q; w_1, w_2, w_3, w_4]$$

为了分析各类资源对创伤中心的真实作用和贡献,就需要对联盟的形成进行研究。对于大联盟 N,记 σ 为其一个参与者的排序。例如,$\sigma=(1,3,2,4)$ 为一个排序表示参与者 1 先加入联盟,其次参与者 3 加入,再次参与者 2 加入,最后参与者 4 加入。此外,记 $\sum$ 为大联盟 N 上所有参与者排序的集合。对于任意的一个排序 $\sigma \in \sum$ 和参与者 $i \in N$,令 P_i^σ 表示在排序 σ 中排在参与者 i 前面的人,即 $P_i^\sigma=\{j \in N : \sigma(j)<\sigma(i)\}$。例如在 $\sigma=\{1,3,2,4\}$ 中排在参与者 2 前面的人的集合为 $P_2^\sigma=\{1,3\}$。借助这些概念,我们可以分析参与者加入某一联盟时的贡献情况。对于任意的参与者 $i \in N$ 和排序 $\sigma \in \sum$,其在排序 σ 上的边际贡献定义为:$M_i^\sigma=v(P_i^\sigma \bigcup \{i\})-v(P_i^\sigma)$,即参与者 i 在加入联盟 P_i^σ 时带来的效用总量的提升就是其为联盟做出的贡献。

然而,若只考虑一种排序下的边际贡献情况则可能对一些参与者并不公平,或者对某些参与者更加有利。为了体现公平性,则可以考虑参与者在所有排序中的边际贡献,并计算其平均值作为该参与者最终的贡献情况。因此,我们可以定义合作博弈 (N,v) 的沙普利值:对任意的参与者 $i \in N$,有

$$Sh_i(N,v)=\frac{1}{|\sum|} \sum_{\sigma \in \sum} M_i^\sigma = \frac{1}{|N|!} \sum_{\sigma \in \sum}(v(P_i^\sigma \bigcup \{i\})-v(P_i^\sigma))$$

其中,$|\sum|$ 为集合 $\sum$ 中元素的个数,由于 $\sum$ 是所有 $|N|$ 个人排序的集合,则可知 $\sum$ 中有 $|N|$ 个人的阶乘个元素,即存在 $|\sum|=|N|!$ 的关系。

为了便于理解沙普利值,我们考虑如下的创伤中心建设合作博弈情况。

令 $[Q=7; w_1=4, w_2=3, w_3=2, w_4=1]$，则四种资源在不同排序下使中心得以建成的情况（即，边际贡献情况），见表4-2。

表4-2　四种资源在不同排序下的边际贡献情况

排序情况	边际贡献向量	排序情况	边际贡献向量
{1,2,3,4}	(0,1,0,0)	{1,2,4,3}	(0,1,0,0)
{1,3,2,4}	(0,1,0,0)	{1,3,4,2}	(0,0,0,1)
{1,4,2,3}	(0,1,0,0)	{1,4,3,2}	(0,0,1,0)
{2,1,3,4}	(1,0,0,0)	{2,1,4,3}	(1,0,0,0)
{2,3,1,4}	(1,0,0,0)	{2,3,4,1}	(1,0,0,0)
{2,4,1,3}	(1,0,0,0)	{2,4,3,1}	(1,0,0,0)
{3,1,2,4}	(0,1,0,0)	{3,1,4,2}	(0,0,0,1)
{3,2,1,4}	(1,0,0,0)	{3,2,4,1}	(1,0,0,0)
{3,4,1,2}	(1,0,0,0)	{3,4,2,1}	(1,0,0,0)
{4,1,2,3}	(0,1,0,0)	{4,1,3,2}	(0,0,1,0)
{4,2,1,3}	(1,0,0,0)	{4,2,3,1}	(1,0,0,0)
{4,3,1,2}	(1,0,0,0)	{4,3,2,1}	(1,0,0,0)

基于上表中的结果，可以进一步得到参与者的沙普利值如下：

$$Sh_1 = \frac{7}{12}, Sh_2 = \frac{3}{12}, Sh_3 = \frac{1}{12}, Sh_3 = \frac{1}{12}$$

该算例表明沙普利值可以用来述创伤中心的各指标贡献情况。实际上，这种计算权重或指标的方法也称为 Shapley-Shubik 权力指数。此外，该案例还表明，四种资源对中心建设的重要性情况并不一定与其所能提供的资源数额成比例关系。

（四）博弈模型的结果讨论

博弈理论广泛应用于医疗领域，在序贯医疗视角下，建立博弈论模型有助于讨论医疗团队和医疗资源的竞争关系，分析各类医疗资源重要性及序贯医疗不同参与者的合作情形。在院前急救团队与院内救治团队的博弈中，考虑一种具有占优均衡的博弈模式。该结论表明：当序贯医疗模式为转运团队和救治团队带来高于劳动强度的回报时，则采用序贯医疗急救模式则为双方的占优策略。在不同医院之间对序贯医疗投入问题的分析中，得到医院同时进行决策时，其具有相同的资源投入量和效益情况；而其中一所医院为主先进行决策，另外一方为从在主医院决策后再进行决策，则具有较多的资源投入，而有相对于两所医院同时决策较少的收益。因此，在医疗模式选取过程中，首先选择新模式的医院具有一定的先发优势。在以创伤医学学科发展与创伤中心为标志的序贯医疗模式资源投入中，不同类型的资源对创伤中心建设的重要性与其投入情况不一定成比例。在创伤中心建设和序贯医疗模式探索阶段，需对资源投入进行全方位考虑，应尽量识别真正"短板"和"长板"，以期在弥补短板不足的同时保持长板的竞争优势。博弈思维和博弈分析方法为序贯医疗的理论研究及实践应用提供了参考依据，有助于医疗卫生领域新理论、新模式的发展。

第三节　序贯医疗的研究路径探析

一、序贯医疗的研究框架

序贯医疗可以通过共享电子病历、联合教学查房、人才交流、不断改进完善院前院内衔接等方式来进行构建，并通过信息融合、救治持续连贯、延伸医疗空间时间、完整评价体系来形成完整的序贯医疗框架。

序贯医疗的核心主体是参与整个急救医疗的院前急救转运团队与院内急诊救治团队。医疗资源配置涉及政府、医疗机构、医生、患者等多个参与者。序贯医疗属于医疗体系的一部分，也需要政府、医疗机构、医生、患者等多方参与。整个急救医疗的院前急救转运团队与院内急诊救治团队直接参与救治急诊病患，同时他们参与到高危人群预防、危重症患者康复转归、急救患者的心理、回归社会等整个序贯医疗的每个环节。他们通过优化绿色通道、数据融合、联合教学查房、高危人群科普、创新人文关爱等方式实践序贯医疗。

院前急救转运团队与院内急诊救治团队是序贯医疗不可缺失的两个部分。两者通过信息互通、病史共享、人才交流，共同参与教学科研申请课题等活动相互配合,共同提高医疗能力。患者在序贯医疗的过程中,先后有序接受院前与院内急救团队的诊疗救治,但在整个病程中又会不间断连续接受治疗。两个团队主体的工作不能互相代替,各司其职,但又相互融合形成完整的序贯医疗。

目前在序贯医疗实践中存在的主要关键节点问题就是序贯医疗的主要研究方向。序贯医疗是以人为本,贯穿于整个疾病的发生发展过程中的,在疾病的发生发展的演变过程中与医疗相关的都是序贯医疗研究的内容。因为序贯医疗是新兴学科,在诊疗过程及实际操作中还存在很多需要更新升级改善的地方,这也是序贯医疗需要重点研究的方向。如何让序贯医疗更畅通更有效,如优化管理流程、强化绿色通道紧密衔接、不同体制系统之间的信息流通、不同危重症的急救流程等,研究的最终目标是提高救治率,降低致死致残率。

序贯医疗不同于传统医疗方式,其贯穿整个疾病的发展过程,包括预防及康复,这就大大延伸了医疗服务的时间、空间及对象。常规医疗模式仅限于医院医疗场景,更关注疾病的诊断治疗。序贯医疗通过全过程急救急诊诊疗、高风险人群的医学科普、创新形式的人文关爱,以疾病的病理生理改变为主导,在疾病的预防、发现、诊断、治疗、康复整个过程中,改变阶段性、局限性、分割式的诊疗,以人民健康为中心,一体化全程式医疗参与。

序贯医疗在医疗、教学和科研工作中,用连续、协同、延伸的方式来解决复杂医疗问题,从而达到提升医疗服务质量、培养优秀医学人才和推进医学科技创新的目的。序贯医疗强调跨学科的合作与创新。在现代急救医学中,许多复杂的危重症需要多学科的协作才能有效解决。通过跨学科的研究与创新,可以整合各学科的优势资源,推动医学科技的进步,提高疾病的诊疗水平。医疗技术的发展可以为医学教育提供更丰富的教学资源,提高教学质量。同时,可以培养出更高水平的医学人才,序贯医疗中院前急救医生到院内协同查房,可以提升院前急救医生的业务能力,包括表达能力、判断力、处置力等。院内医生的导师制带教、全过程业务培训使得院内救治医生的教学能力及沟通能力也有明显提升,院前及院内团队对疾病的进程判断处置的把控能力均可明显提高。医疗服务质量和教学水平是医疗机构的核心竞争力所在,通过序贯医疗的实践,可以促进医疗服务质量与教学水平的共同提升。序贯医疗还可以推动医疗技术的创新和应用,医疗机构通过与院前急救的合作,共同开展融合数据的应用、信息平台的开发使用、协同机制的科研项目研究,推动科技成果的转化和应用。

二、序贯医疗的应用载体

序贯医疗的空间载体,从广义概念来说是120转运车、急诊室、抢救室、观察室、住院病房等与急救医疗相关的医疗环境都可以称作序贯医疗的空间载体。狭义来说序贯医疗的空间载体就是急救院前院内衔接的工作动线和行动路径高度一致的医疗区域,一般是指急诊室。序贯医疗的流程应该在空间载体内完成。

序贯医疗的技术能力是序贯医疗的核心,也是院前院内医务人员的职业荣誉感与学科发展认同感的内生动力。技术能力包括医务人员的专业技术能力和智慧信息交流汇总技术等。

首先,医疗技术能力。医务人员的技术能力应能满足急危重症患者抢救、多系统疑难疾病的协同诊疗、突发公共卫生事件处理等,而且团队成员配合娴熟、训练有素。急救医务人员具有多重功能,一专多能,有能力为院前急救提供全面、专业的指导,促进院前院内急救技术的同质化。急诊团队的建设,不仅仅应当满足当前临床、科研的需求,更应着眼未来。为了达到同质化的管理及提升个人业务能力,医共体、急诊医师协会、急诊医学专科联盟、医联体、专项技术联盟与县级医院急诊联盟应共同参与整体提升区域的急诊医疗体系与能力,提升医疗急救队伍的整体水平[13]。

其次,信息技术能力。院前与院内因为隶属不同系统,存在信息不能共享或者信息滞后等情况。序贯医疗需要构建信息数据一体化的平台,需要有信息技术支持,打通断头路,让医疗救治的信息延续能更畅通。在发达地区、核心城市的医院,急诊大数据挖掘和5G智慧平台技术在院前急救、院内急诊应用案例越来越多,远程会诊、无人机等新兴项目也为急诊急救医学的发展开拓想象空间[14-17]。但是不同区域的地区差异还是存在的,完全的同质化发展尚存在一定难度,还有很多的环节没有打通。因此,还需不断探索适合本地区的序贯信息化模式或信息平台。除了我们常常认知的信息技术能力外,数据计算管理能力也很重要。新兴的理论研究需要理论数据模型支持。在之前的分级诊疗制度下建立分级诊疗体系中"政府—医联体—患者"三方序贯博弈模型[18],可以解决国内"看病难、看病贵"的难题。应用博弈模型设计医疗资源合理分配,合理调度120救护车及合理转运危重症患者的数据模型,也是技术支持能力的体现。

序贯医疗中的院前院内人员及工作内容均隶属不同部门、不同系统，如何做到统一的管理？目前序贯医疗还在创新探索阶段，使用属地化管理模式是一个选项，或许今后会有更好的管理模式能做到统一、精准、同步。序贯医疗属地化管理模式是将医疗资源、服务、医疗团队、患者管理、公共卫生应急、医疗质量控制、医疗信息共享等各个方面紧密结合的医疗管理模式。目前急诊急救"五大中心"体系基本上都有对应核心科室管理，在相关疾病的急救诊断治疗中，核心科室起到了全程把控管理的作用。例如胸痛中心，心内科作为其核心科室与平台科室，全程对来就诊的胸痛患者进行管理，从急救、检查、诊断、处置、后期康复均由心内科为主导。属地化管理，可以在院前院内的人员对接上始终保持一致，在疾病病程管理上始终保持统一性。属地化可以实现一体化管理、一门式服务。

三、序贯医疗的模式流程

"序贯医疗"模式建设是为了形成全过程急诊急救新体系，使得原本隶属系统不同、业务阶段差异的院前急救与院内救治相互渗透、双向互动、深度合作，达成优势互补。"序贯医疗"是指以急救危重症患者为服务对象，基于医、防、康一体化视角，贯穿院前院内院后全流程的"一站式"服务。

（一）序贯医疗模式与传统医疗模式的对比

在传统急救医疗模式中，院前急救与院内救治分属不同业务管理系统。我国院前急救网络体系已初具规模，利用特殊通信服务号码"120"信息平台，组织120急救转运团队负责处理现场，进行院前沟通，同时将伤员分类，依托区域内医院，就近转运到急诊科。院内急救还是采用以专科为主的多学科会诊模式，通过各专科会诊采取救治措施。急诊室分诊水平有限，极易因多学科会诊时间过长和轻重缓急倒置而延误危重症患者的最佳救治时机。120急救转运团队和医院急诊救治团队采取断点式交接，对接效率较低，对于患者病情的双向沟通不足。

"序贯医疗"模式是基于医、防、康一体化视角，为患者提供从接诊到治疗再到康复的一体化救治，实现"以患者为中心"的医疗急救流程再造。在院前急救方面，通过搭建信息平台，共享电子病历，打通院前院内信息壁垒。通过智能终端采集 120 急救和院内救治双边诊疗信息,形成创伤急救数据库,实现创伤患者院前急救智能化,通过"救急、就近、就能力"的博弈,多目标大数据辅助决策,实现"就优"送医。院内急救人员提前介入院前急救工作,为院前急救提供全面、专业的指导,提高院前急救效率和水平。在院内急救方面,推进集成化急救中心建设,以急诊外科和急诊内科作为平台科室,对急诊救治中心进行属地化管理,在危重症患者的诊疗程序中起主导作用,肩负起临床决策的职责。以急诊外科和急诊内科为主导联合各科室,引进院前急救团队参与协同救治,将"首诊负责制"提升为"首诊治疗制",提升危重症救治效率。通过院前院内联合教学查房,实现技术交流、人才交流与协同治疗,同时通过高危人群科普和创新人文关爱,将客观指标评价提升为综合疗效评价,提升患者就医获得感,助力院前院内医务人员的能力提升和职业发展。序贯医疗模式下,院前急救与院内急救采取交错式交接,将原本隶属于系统不同、业务阶段差异的院前急救与院内救治,从"无缝衔接"上升到"融合渗透"。

(二) 序贯医疗的价值与生命力

1. "以人为本"的服务理念

相比传统以客观指标或不良事件为核心的医疗评价模式,序贯医疗更加关注患者的心理、社会职能、生活质量等综合疗效评价,强调疗效跟踪评价流程的优化。重视患者对自身健康维护的参与,建立评价反馈机制,鼓励患者及其家属积极配合医疗团队的工作,共同维护个体的健康状况。通过院前急救 120 与院内急诊科室的联合教学查房、创伤高危人群科普、创新人文关爱等方式,实现院前、院内、院后的多向互动,提升救治效率,增进医患交流,共同维护良好医患关系。

序贯医疗的服务理念是"以人为本",通过对医疗急救体系进行系统性重构,促进"以治病为中心"向"以人民健康为中心"的转变。建立院前、院内、院后交叉融合机制,形成各个医疗主体间的良性互动,丰富创伤急救医学内涵,创新引领高效救治体系建设,提升医务工作者和患者双边的获得感。创伤学科的发展、患者就医体验和医务人员职业获得感的提升是序贯医疗体系建设源源不断的内生动力,将序贯医疗倡导的创伤急救模式和以人为本的理念广泛应用于应急医学对保障人民生命健康意义重大。

2. 面向全生命周期的健康管理

随着老龄化社会创伤疾病谱的变化,急性创伤的康复与慢性创面的护理都成为创伤医学在基层社区医疗服务的重点发展方向。面向全生命周期的健康管理,依托医联体、医共体,整合医疗资源、养老资源、康复资源,建立医养康一体化的整合型健康管理模式,形成"医院—社区—居家"分层分级的院后康复系统,并开展面向全社会的健康促进与科普宣教活动,促进社会预防、院前急救、院内救治、院后康复等各阶段的医疗健康服务程序连贯,推进全流程渗透融合的"序贯医疗"体系完善建设。

在院前院内的衔接上,应用通信技术、计算机多媒体网络技术辅助多目标大数据决策,为急救资源调度提供丰富准确的综合医院信息、急救车辆信息、交通道路信息等实时联动的资料支持,在"救急、就近"以外特别关注"就能力"的博弈,实现"就优送医",提高院前救治效率和救治水平。在院内院后的衔接上,可以发展"综合性医院+康复医院+社区卫生服务中心"的合作联盟形式,按职能、距离、规模、服务能力等要素对医养康资源进行组合调配,为患者提供从院内急诊病房到院后康复病房的序贯服务,释放综合性医院的病床压力,促进分级诊疗制度落地。

3. 跨学科、跨领域综合应用前景广阔

由于社会经济发展,人民对美好生活的要求不断提高,创伤急救患者对营养、康复、人文关怀等方面的需求也在逐渐扩大,探索创伤急救与营养、美容、康复、中医药、医学人文等学科的融合创新发展模式,形成跨学科协同诊疗与大健康管理体系刻不容缓。序贯医疗具有典型的交叉学科属性,在医疗健康领域的应用前景广阔,能够为包括创伤在内的广大急诊、急救患者提供程序连贯的医疗救治服务,满足不同人群的复杂健康需求。除了综合性医院、专科医院、院前急救中心、社区卫生服务中心,航空救援、海上搜救、养老企业、康复医院、疾控中心、健康促进单位、大健康研究机构等也是序贯医疗的主要应用单位。应用新一代信息技术支援海陆空立体救援,通过智能算法实现医疗卫生资源的优化调度,能够有效缩短急救受理和医疗介入的时间窗口,提高应急医学救援的速度和质量,为急救患者赢得宝贵的救护时间。此外,序贯医疗还能够促进央地协同、军民融合等建设过程中的跨学科、跨领域联动,更好地服务广大人民群众。

· 参考文献 ·

［1］王韬,孟令鹏.大健康工程与医疗新质生产力[M].上海科学技术文献出版社,2024.

［2］Wang SY, Li YH, Chi GB, et al. Injury-related fatalities in China: an under-recognised public-health problem [J]. Lancet, 2008,372:1765 - 1773.

［3］World Health Organization. World health statistics 2023: monitoring health for the SDGs, Sustainable Development Goals [R]. Geneva: World Health Organization, 2023.

［4］GBD 2019 Diseases and Injuries Collaborators. Global burden of 369 diseases and injuries in 204 countries and territories, 1990 - 2019: a systematic analysis for the global burden of disease study 2019[J]. Lancet, 2020,396:1204 - 1222.

［5］姜保国.我国创伤救治面临的挑战[J].中华外科杂志,2015,53(6):401 - 404.

［6］何小军,马岳峰,张国强.高质量发展时代的急诊医学学科建设[J].中华急诊医学杂志,2022,31(1):1 - 3.

［7］陈玉国.我国急诊急救大平台建设探讨与展望[J].中华急诊医学杂志,2019,28(6):663 - 665.

［8］Myerson RB. Game Theory: Analysis of Conflict [M]. Cambridge: Harvard University Press, 1991.

［9］葛泽慧,于艾琳,赵瑞,等.博弈论入门[M].北京:清华大学出版社,2018.

［10］翟凤勇,孙成双,叶蔓.博弈论:商业竞合之道[M].北京:机械工业出版社,2020.

［11］罗伯特·吉本斯.博弈论基础[M].高峰,译.北京:中国社会科学出版社,1999.

［12］Chatterjee B. An optimization formulation to compute Nash equilibrium in finite games [J]. 2009 Proceeding of International Conference on Methods and Models in Computer Science (ICM2CS), 2009:1 - 5.

［13］赵晓东,于学忠.改变中国急诊不均衡现状"共融共享共赢共发展"的中国急诊专科医联体正在走来[J].中国急救医学,2019,39(9):815 - 818.

［14］吴书杰,常莉,冯璇璘.中国首例 5G 联合多学科救治地震伤治疗经验[J].中华急诊医学杂志,2021,30(2):233 - 235.

［15］孙明伟,江华,王凯,等.5G 紧急医学救援系统的建设、实践与展望[J].中华急诊医学杂志,2019,28(10):1228 - 1230.

［16］张茂,李强,张旻海,等.积极拥抱 5G 时代,助力急诊学科发展[J].中华急诊医学杂志,2019,28(10):1179 - 1182.

［17］赵宇卓,赵小柯,潘菲,等.急救大数据与临床决策支持[J].中华危重病急救医学,2019,31(1):34 - 36.

［18］向潇浩,苗瑞,江志斌.我国分级诊疗制度的三方序贯博弈模型研究[J].中国卫生事业管理,2020,37(9):641 - 643.

第五章　序贯医疗的体系建设

序贯医疗体系的主要建设内容包括制度建设、执行标准、科普体系、智慧平台四个维度,体系框架如图5-1所示。具体涉及制度与流程设计、各种执行准入标准制定、科普干预措施的执行以及跨职能跨机构的信息共享平台建设等。

制度建设	院前院内衔接流程					联合科研攻关	
	信息完整性	配合协调性	设施匹配度	资源集成度		全流程数据融合治理	
	教学查房运作流程		疗效跟踪评价流程			院前院内院后救治协同	
	发起机制	评估机制	登记管理	患者跟踪随访	满意度跟踪	综合评价	技术能力同质化
							人才培养机制创新
执行标准	院前院内交接标准		教学查房记录标准			诊疗制度与标准	
	电子病历交接　纸质病历交接		条目内容　登记本保管	人员安排		工作制度细则　诊疗考核标准	器械执行标准　设备执行标准
科普体系	规范化科普菜单制定		科普机制建立			合作伙伴管理	
	标准化文案	标准化活动	标准化演练	政策解读	知识普及　舆情引导	主动发现	长效合作
智慧平台	院前急救智能化体系	人工智能辅助远程会诊平台	跨职能、跨机构信息系统授权及数据管理				
			可访问　可查询　可读取　可调阅　可验证				

图5-1　序贯医疗的体系框架

第一节　制度建设

序贯医疗的制度体系建设包括:建立以资源整合为导向的院前院内衔接流程制度,保障共享信息完整性、院前院内救治配合协调性、院内救治与院前急救设施匹配度、提高资源集成度；建立以协作为导向的教学查房运作流程制度，完善教学查房发起机制、教学评估机制和登记管理流程，规范教学查房的流程，确保教学质量，提高教学成果；建立以考核为导向的疗效跟踪评价流程制度，包含患者跟踪随访、满意度跟踪、疗效综合评价，加强医患交互，维持良好的医患关系；建立以科研为导向的联合科研攻关制度，确保院前院内数据融合，提高院前院内救治协同效率，促进科室技术能力同质化，优化人才晋升机制。

序贯医疗应明确院前院内交接、教学查房记录、诊疗等执行标准。具体来看，对院前院内交接采取以电子病历为核心、纸质病历交接和电子病历交接并行的模式，以确保患者病情被准确传达，提高患者病程连续性管理水平。在教学查房记录标准上，细化查房记录条目内容，相关资料以登记本的形式进行保管，制订教学查房计划，确定参与人员、频次及时间安排，开展对教学查房的评价与督导管理。在诊疗制度与标准上，细化工作制度细则，完善诊疗考核标准，统一器械执行标准及设备执行标准。完善相关执行标准，加强创伤救治服务监管，规范创伤救治行为，提高医疗质量和服务效率。

一、序贯医疗的流程衔接制度

建立流程衔接制度的目的是确保序贯医疗服务在时间和空间上的连续性、一致性，从而提高医疗服务的质量和效率，保障患者的安全和权益。序贯医疗中不同诊疗环节的衔接需要特别关注信息完整性、配合协调性、设施匹配度、资源集成度等。

1. 信息完整性

信息完整性是保证医疗服务连续性的基础。医疗机构应建立完善的患者信息管理系统，确保患者信息的准确、完整和及时更新。在医疗服务过程中，医务人员应及时、准确地记录患者病情、诊疗过程、医嘱等信息，并确保信息的可追溯性和可查询性。同时，医疗机构应加强患者隐私保护，确保患者个人信息的安全和保密。

2. 配合协调性

序贯医疗涉及多个医疗服务机构和多学科协作，因此，配合协调性至关重要。医疗机构应建立完善的内部协调机制，确保各部门之间能够高效、有序地协作。同时，各医疗机构包括院前院内医疗服务机构之间建立良好的合作关

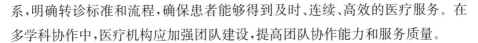

系,明确转诊标准和流程,确保患者能够得到及时、连续、高效的医疗服务。在多学科协作中,医疗机构应加强团队建设,提高团队协作能力和服务质量。

3. 设施匹配度

器械设备等设施匹配度是保障医疗服务连续性的重要条件。在院前急救与院内救治转运过程中,要严密判断患者的情况,根据病情需要及院内救治能力做出适合的转运。医疗机构应根据医疗服务的需求和特点,合理配置医疗器械和设备,确保设施设备的功能、性能和安全性符合医疗服务的需要。同时,医疗机构应加强设施设备的维护和更新管理,确保设施设备能够正常运行和使用。在院前急救转运时遵循就近及专科性的原则,那么院前急救时对病情的判断能力和院内救治的设施、救治能力就是序贯医疗衔接重要环节。双方匹配度高度契合对连续延续的序贯医疗诊疗是有利的。

4. 资源集成度

资源集成度是提高医疗服务效率和质量的关键因素。例如,集成化的急诊创伤中心在人力资源、技术资源、信息资源等各类资源的整合和优化配置,使患者在有限的空间中完成检查治疗,减少重复动线活动。这种全新的医疗服务模式和技术手段,推动了医疗服务的创新和发展。医疗机构通过资源集成探索,能够更好地满足患者需求,提升医疗服务水平和社会效益。

二、疗效跟踪评价机制

疗效跟踪评价是序贯医疗中至关重要的环节,通过对患者进行跟踪管理,着力提升社会满意度,结合医疗服务效果的综合评价反馈,持续提升医疗服务质量。

1. 患者跟踪随访

定期对出院患者开展随访,对患者接受医疗服务后出现的任何不良事件或并发症进行监测和跟踪管理,及时发现和处理潜在疾病风险,确保患者的安全和健康。在序贯医疗中,患者跟踪随访的关键在于确保患者院内救治与院后康复信息的连续性和完整性。医疗系统应建立有效的信息反馈机制,确保不同医疗服务机构之间能够及时、准确地共享患者信息。同时,医疗机构根据随访情况需要对患者病情及康复情况进行评估,及时发现潜在的并发症风险,并采取相应的干预措施。

2. 满意度跟踪

收集患者对医疗服务质量的评价和反馈,了解患者的需求和期望,及时发现医疗服务中的不足和问题,并采取相应的改进措施。在序贯医疗中,满意度跟踪的目的是提升患者整体就医体验。医疗机构应建立有效的满意度调查机制,定期对患者进行满意度调查,并收集患者对医疗服务的质量、态度等方面的评价和反馈。同时,医疗机构应对满意度调查结果进行深入分析,识别医疗服务中的优势和不足,提出改进措施,并持续监测改进效果。

3. 疗效综合评价

对医疗服务质量、诊疗效果和社会满意度等进行综合评价。通过综合评价,医疗机构可以全面了解序贯医疗的实施效果,为医疗服务质量的持续改进提供科学依据。在序贯医疗中,综合评价应基于客观、全面、科学的评估指标和方法,不仅要重视患者的生理机能恢复情况,更要关切患者的心理健康、社会职能和生活质量。疗效综合评价应采用定性和定量相结合的方法,确保评估结果的准确性和可信度。通过对综合评价结果的分析和解读,医疗机构可以明确医疗服务中的优势和不足,制定针对性的改进措施,提升医疗质量和效率。同时,综合评价的结果也可以作为医疗机构绩效评估和改进的重要依据。

三、联合科研攻关合作机制

建立联合科研攻关合作机制有助于促进"院前—院内—院后"医疗卫生机构之间的科研合作,共同解决现代医学难题,推动急诊医学科技创新。通过跨机构、跨学科的联合科研攻关合作,能够更好地应对急救链上的数据融合治理、医疗救治协同、技术能力同质化、人才培养机制创新等挑战。

全流程数据融合治理。突破数据壁垒,建立统一的数据管理平台或标准化的数据管理方式,实现救治全流程的患者信息整合与共享。通过多源数据的融合治理,医疗机构可以更加全面地了解患者病情及既往诊疗情况,提高诊疗的准确性和效率。同时,数据融合也有助于不同环节的救治主体开展科研合作,共同探索疾病的病因、发病机制和治疗方法。

院前院内院后救治协同。急救服务通常由指挥调度中心、院前急救单位、各级医院、康复机构等合力接续完成,不同救治环节之间的协同连贯情况直接影响救治效果和预后。建立完善的救治流程和协作机制,有助于确保患者能够在院前、院内和院后得到及时、连续、高效的救治。通过救治协同，医疗卫生机构可以更好地了解患者的病情变化和治疗反应，为科研合作提供宝贵的全病程数据和经验。

技术能力同质化。联合科研攻关合作对提升院前、院内、院后医务人员的技术能力同质化水平起到重要作用，包括医疗技术能力、信息技术能力等。通过跨机构、跨学科的双向人才交流和互动，有助于深化不同地区、不同层级的医疗卫生机构之间的合作，通过技术学习与交流合作，推动多边技术能力的共同提升，使患者在各个救治环节均能得到高质量的医疗服务，实现"以患者为中心"的救治流程重构。

人才培养机制创新。将医疗急救专业人才队伍建设作为推动序贯医疗体系发展的关键环节，从人才培养、职业发展、薪酬待遇、人员转归等方面统筹谋划，切实加强急救专业人才队伍建设，提高医疗急救质量与效率，促进医疗急救事业的健康可持续发展。尤其是针对工作强度大、工作环境复杂、人员流动性强的院前急救人才培养，在关注医疗技术能力提升的同时，也要着力提升人才的职业获得感，尊重人才、留住人才。

综上所述，联合科研攻关合作机制是推动序贯医疗发展的重要手段之一，通过在医疗数据、医疗服务、医疗技术、人才培养等方面建立院前—院内—院后合作机制，急救链上的医疗卫生机构之间可以更好地开展科研合作，共同攻克医学实践中的重难点问题，为社会公众的健康保驾护航。

第二节　执 行 标 准

制定序贯医疗执行标准是为了统一不同救治环节的医疗设备、器械、操作、服务等执行规范，全面、细致地提高整体医疗管理水平，保障患者的生命安全和健康。执行标准的制定需要考虑急救、诊断、治疗、康复等医疗服务的各流程阶段，是医疗机构对医疗服务进行监督和管理的基础，在维护患者健康权益的同时，体现医务人员的技术劳务价值。

首先，制定序贯医疗执行标准可以规范医疗服务流程，提高医疗质量和效率。医疗服务是一项高风险的工作，任何操作环节出现差错都有可能对患者生命安全产生重大威胁。通过制定序贯医疗执行标准，可以明确各个操作环节的具体要求，减少操作的随意性和主观性，降低出现差错的可能性。同时，标准化的医疗服务流程可以提高工作效率，减少重复操作，释放人力资源，提高医疗机构的整体运行效能。

其次，制定序贯医疗执行标准可以加强医院内部管理，提升医院的整体水平。医疗机构是一个庞大的组织系统，有着众多的医务人员、设备、资源等，如果没有统一的标准和规范，难以保持良好的秩序和运行状态。制定序贯医疗执行标准可以明确医务人员工作的职责和任务，确保医疗管理制度落实到人。通过提升标准化执行能力，增强医务人员的工作纪律和责任意识，医院的整体综合实力也得到有效提高。

另外，制定序贯医疗执行标准对保障患者生命健康十分重要。医疗安全问题始终是全社会的关注焦点，医疗服务水平直接影响患者的健康和生活质量，间接影响患者家庭乃至社会稳定。通过制定序贯医疗执行标准，保障患者在不同健康周期接受医疗服务的一致性、连贯性，有助于医患互信，提升患者对诊疗的依从性和自我健康管理能力。

总的来说，建立序贯医疗执行标准对于医疗机构、医务人员、患者以及整个社会都具有积极影响，有助于规范医疗服务流程，提高医疗质量和效率，加强医疗机构内部管理，提升整体医疗服务水平，保障患者的生命安全和健康。因此，相关部门和医疗机构应该加强对序贯医疗执行标准的制定和实施，推动医疗服务的标准化、规范化、精细化发展。具体来看，序贯医疗执行标准需要特别关注三个部分：院前院内交接标准、教学查房记录标准、诊疗制度与标准。

一、院前院内交接标准

制定序贯医疗院前院内交接标准有助于保障患者安全[1]，提高就诊效率[2,3]，促进医务人员的协作能力[4]，降低医疗事故风险，激励院前急救人员和医院内部医护人员的学习和改进[5]。这对于提高医疗质量、确保患者安全和提升医疗机构整体管理水平具有重要意义。

（一）院前急救与院内接诊预警系统的建立

建立以网络技术为基础的信息一体化预警系统[6,7]，具有院前急救与定点医院间专用的预警绿色电话线路(固定电话或专用移动电话号码),从而避免因电话占线或通信信号问题造成延误预警。鼓励开发使用专用信息平台软件,原则是保障预警信息能够快速准确地送达定点医院,不被各种因素干扰中断。

建立电子信息记录系统,具有专用的记录表格或相应的记录软件,通过人工或电子语音识别方式,对预警内容进行记录存档,定期对记录进行备份。预警内容应包括:患者的性别、年龄等个人信息,院前急救现场信息,患者意识状况、损伤部位、损伤程度等损伤信息,患者基础疾病信息,患者陪同人员信息,现场病情评估及预估转运途中变化信息,转运时间信息,转运方式信息,院内急救接诊准备建议等。建议应用预警评分系统,能够更加快速准确地反映患者的损伤程度,提高预警效率[8-10]。

此外,应记录预警的时间、预警方式、所有预警内容、预警者及预警接线人员、实际转运时间,拟定接诊人员信息,均有纸质或电子信息记录,纸质记录须由专人定期维护成电子文档,以备查阅。

(二) 病历交接

病历交接分纸质病历交接和电子病历交接。纸质病历记录目前仍是院前院内急救中非常重要的记录媒介[11],纸质病历内容应该涵盖院前救护信息和院内接诊情况[12,13],并由负责转运的院前急救人员和负责接诊的院内医护人员共同签字确认。

院前救护信息应反映患者的身份信息、损伤原因、损伤时间、损伤程度、损伤现场的影响、现场患者生命体征情况、现场采取的救治措施、转运途中患者生命体征变化、转运途中采取的治疗措施、转运方式及转运时间、建议进一步的诊疗措施等。

院内接诊信息包括患者到达时间、患者身份信息确认、到达时生命体征情况、病情分级、患者拟进入的诊疗区域,是否采纳院前急救人员诊疗建议及下一步拟采取的诊疗措施。

院前急救人员须指定专人负责向院内接诊人员传达患者院前急救信息,坚决避免"你一言,我一语"的交接情形,造成信息混乱和遗漏。院内接诊人员亦应由经验丰富的专人对接院前急救人员,接收院前急救信息,采集院内接诊信息,补充询问重要临床信息。双方交接人员须共同转运患者至指定诊疗区域,并进行信息交接。交接信息须由专人记录,双方共同签字确认后方完成纸质病历交接过程。纸质病历资料建议定期维护成电子资料存档,以便查阅及长期保存。

除了纸质病历交接,有条件者可使用电子病历交接[14-16],要求院前急救系统及院内接诊系统需具备可匹配的电子信息软件系统。可将院前急救信息通过远程传输或移动存储设备电子化导入院内接诊系统,形成统一格式的病历资料。采用电子化形式交接病历记录,亦需双方交接人员共同确认,可采用电子签名、指纹、人脸识别等技术进行确认签署。建议对电子病历资料进行定期备份保管,必要时可设置密码,以保护患者隐私。

二、教学查房记录标准

序贯医疗联合教学查房是深化院前院内双向互动的重要方法,通过教学查房能够提高急救医学教育质量,增强院前院内急救人才的临床实践能力[17],促进学科交叉融合,提升医生职业素养[18],全面提高医疗质量和安全[19]。相比传统的"环节型"急救医疗模式,序贯医疗更加强调不同业务阶段、不同医疗系统的融合渗透和优势互补,因此序贯医疗联合教学查房记录也与传统查房模式有所不同,其标准制定主要包括三部分。

(一) 条目内容

序贯医疗联合教学查房应记录具体查房时间、地点、参加查房的院前急救人员和院内救治人员信息,以及患者基本信息,包括姓名、性别、年龄、住院号等。实施联合教学查房,需明确记录每次教学查房的目的和具体查房过程,可以用图片、文字等方式记录教学查房与教学讨论情况,需要记录的内容如下。

院内的床位主管医师汇报病史:患者的主诉和现病史,包括疾病发生的时间、症状的表现等;患者的体格检查所见,包括常规体格检查和系统检查,如心肺听诊、腹部触诊等;患者所进行的各种辅助检查,如血液检查、影像学检查等结果;列出患者的主要诊断和治疗手段,包括药物治疗、手术治疗等,并记录相关的用药剂量和操作过程。

院内的上级主管医师详述患者的病情进展、治疗效果和目前存在的矛盾信息,提出还需要院前急救人员补充的信息;讨论患者的医嘱和后续治疗计划,包括用药嘱咐、饮食嘱咐、康复计划等。

院前的当值救护人员回顾与补充信息：包括患者损伤原因、损伤过程、第一现场救治情况、转运情况等，解答矛盾信息的原因。

院前的上级救护人员点评：包括院前院内信息交接情况及交接过程的评价，提出院前急救过程中存在的不足与改进措施。

当次教学查房负责人对该病例进行教学查房总结和反思，包括临床思维、疾病诊治、团队合作等方面的教学点评。评估该例患者治疗效果及患者在序贯医疗服务中的体验。

（二）人员安排

人员结构与组成。序贯医疗联合教学查房须由来自院前急救部门、院内急救部门和相关协作科室的医护人员参加。技术岗位涵盖高级职称、中级职称、初级职称的医生、护士及其他专业技术人员。

人员责任与任务。院内床位医师负责向全体参加教学查房人员汇报病史，并对患者进行体格检查，补充辅助检查，给出主要诊断和当前诊疗方案；院内上级主管医师负责患者的病情进展及疗效评估，提出矛盾信息及治疗难点，及进一步治疗方案建议；院前当值急救人员回顾患者损伤现场信息、转运和交接情况，解答院内医师提出的疑点；院前上级救护人员点评现场急救情况及院前院内交接情况，指出不足之处并提出改进措施；教学查房负责人对本次教学查房进行总结和反思，评估序贯医疗的在本例患者救治中的意义；记录人员负责详细记录查房内容，整理查房资料并做好归档保存工作；其他人员全程参与教学查房，积极提出问题与建议。

人员站位与语言沟通。院内医护人员站位于患者病床右侧，便于查体，而院前急救人员则可以站在另一侧；院前当值急救人员及院内床位主管医师分别位于患者头侧，便于交流沟通。与患者言语沟通应注意保护患者隐私，用语通俗易懂并体现人文关爱。根据医患沟通情况，可以评估教学查房各发言人员专业性及对患者的人文关爱程度。

（三）登记本保管

建立序贯医疗教学查房专用登记本及文件夹[20]，鼓励使用电子文档或专用信息软件进行教学查房记录。序贯医疗联合教学查房专用登记本应安排专人进行登记管理,更换管理人员应有相应记录,若使用电子文档或软件记录,应设定相应管理员权限。登记本需定期更换,并按年限时间整理保存,若使用电子文档或软件记录,应定期备份或上传云端保存。

三、诊疗制度与标准

建立院前院内序贯医疗诊疗制度与标准是提高医疗质量、优化医疗资源、增强医生责任心、提升患者满意度和促进学科发展的重要措施,对医疗服务整体水平提升具有重要意义。

(一)工作制度细则

1. 急救工作细则制定

现场急救与预报:急救人员对患者进行现场急救,须记录患者生命体征、损伤过程,对伤情进行分级评估,选择最优转运路线及预估途中病情变化,将以上信息通过预警系统传送至目标创伤急救中心,并提出接诊准备建议。

院内预警与准备:创伤急救中心内医预警系统接到预报后,由专人做好预警记录,并根据预警信息通知相应专业的接诊人员做好接诊准备。接诊人员须根据患者预警伤情调试好拟使用的医疗设备,并使其保持待机状态,携带相应的医疗器械,提前于急救通道口等待院前急救人员将患者送达。

院内接诊与救治:院内急救医护人员接诊患者后须记录到院生命体征,了解急诊损伤等详情,重新对患者生命体征及病情进行分级评估,对于存在的病情疑点需再次与当值院前急救人员确认,同时展开相应救治工作,对于多系统损伤患者需呼叫相关科室进行会诊。根据初步诊断进行医疗决策,将患者转移入相应级别的诊疗区域进行救治,实施急诊手术或转入病房进一步治疗。

院前院内交接:院前急救人员应指定一名详细了解患者病情的专员与院内医护人员的专员对接,交接患者损伤信息及其他诊疗相关信息,形成交接记录,双方一同护送患者进入分级诊疗区域,并签署交接记录。

2. 教学查房细则制定

教学查房的发起:序贯医疗教学查房可由院内急诊医务人员或院前急救人员单独提议或共同发起,当患者病情存在疑点、病情进行性恶化、交接过程中存在问题、社会舆情事件或典型病例等情况的,可以发起序贯医疗教学查房。

教学查房的内容:序贯医疗教学查房应包括患者的基本信息介绍,诊疗经过回顾,诊疗效果评估,整个序贯医疗过程中存在问题的排查,针对问题的临床决策及整改方案,教学查房的总结与讨论。

教学查房的人员:序贯医疗的教学查房人员应包括患者的主诊医护人员,参与接诊的医护人员,当值院前急救人员,院前及院内急救行政主管人员。

教学查房的效果:序贯医疗教学查房结束后应总结评估本次教学查房的效果,包括目前存在的问题是否解决,现存的疑点是否明确,参与人员是否有知识经验获益及实施本次教学查房的意义。

教学查房的登记:序贯医疗教学查房须由专人进行记录,详细记录本次序贯医疗教学查房的时间、地点、参加人员、内容、效果评价等,并形成纸质或电子文案存档保管,每季度及年度进行整理。

教学查房的考核:序贯医疗教学查房的考核应每季度开展,并于年终进行最终考核。考核内容包括口头表达能力、病案书写质量、医疗水平的提升与否等。

3. 疗效评估与患者回访细则制定

疗效评估:包括院前急救疗效、院内诊疗疗效、教学查房后疗效、患者人文关爱体验。院前急救应稳定患者生命体征,及时转运,转运过程中无二次损伤发生;创伤中心接诊应进一步明确损伤部位,采取针对性救治措施,缓解病情,为后续治疗创造条件;联合教学查房应及时明确治疗过程中的疑点,解决临床治疗的难点,提高康复率,降低病残病死率;在整个序贯医疗过程中,须处处体现人文关爱精神,让患者出院前填写体验问卷,了解人文关爱实施的情况。

患者回访:患者出院后1个月内进行随访,可采用电话询问、短信询问、在线调查等方式进行回访。回访内容包括现场急救体验、住院治疗体验、出院后恢复情况、后续治疗情况、后续康复嘱托等。回访内容应记录在案,定期整理。

(二) 诊疗考核标准

1. 院前急救考核

现场急救响应的速度:现场急救人员须在响应后的规定时间内到达现场,一般白天10分钟,夜间5分钟。

患者信息登记的完整性:院前急救登记本上应完整记录患者的基本信息和

生命体征,对于特殊情况的患者,如意识障碍、偏瘫等还需要特别标注。

患者现场病情评估的准确性:具备快速评估患者损伤程度及预估损伤发展的能力,将现场诊断与院内诊断的一致性作为考核指标。

现场处理紧急:在紧急情况下,需要具备快速识别并处理各种紧急情况的能力,例如突发心脏骤停、大出血等。同时,还需要熟练掌握心肺复苏、止血、骨折固定等急救技能和相关设备的操作流程。

2. 转运交接考核

转运目的地:根据患者损伤情况,选择最近并具备接诊能力的创伤中心作为转运目的地。

转运时效:选择最优到达目标创伤中心的路径,并能够综合考虑交通高峰、道路施工、狭窄道路、湿滑道路等特殊情况,在规定时间内快速到达指定医疗中心。

转运过程:考核转运途中搬动损伤患者的正规性,有无二次损伤的发生,转运途中对病情的控制及对突发情况的处理。

交接完整性:到达指定创伤中心后是否与当值院内急救人员进行交接,交接内容的完整性,正确性及交接建议的采纳程度。

3. 院内救治考核

接诊的准备:考核院内急救接诊人员配备是否合理,使用的急救器械及监护设备是否合规,救护车到达时接诊人员是否提前等候等。

病情评估和初步诊断:根据院前急救人员提供的信息及患者情况进行病情评估分级及初步诊断,病情评估分级准确性、初步诊断与最终诊断的一致性应达90%以上。

诊疗措施的及时性:创伤中心医护人员根据患者的病情及诊断展开相应检验检查及救治措施,患者须在规定时间内完成必要的检验检查,并根据检验检查结果采取相应的治疗措施。

4. 诊疗效果考核

院前急救效果考核:患者院前生命体征稳定,突发情况处理及时,按时到达创伤中心,转运过程中无二次损伤,转运过程中病情恶化率低于10%。

院内诊疗效果考核:病情分级准确,初步诊断与最终诊断保持一致,无遗漏诊断,院内治疗后病情缓解率高于90%。

联合查房效果考核：补充信息缺失，联合查房后对病情疑点得到明确解释，对疑难重症病例得出有效治疗方案，联合查房治疗措施促使病情改善。参与医务人员口头表达能力提升，临床思维能力拓展，医疗文本书写质量提高。

（三）器械执行标准

医疗急救机构应配备完善的急救器械、应急床边手术器械、生命支持器械等，支持突发事件、批量伤员等各种复杂情况，以及各类危重症患者的紧急救治。

急救器械应包括：氧气导管、氧气呼吸面罩、环甲膜穿刺针、气管插管、咽喉镜、无菌纱布、止血带、担架、夹板、颈托、氧气瓶、注射泵、输液器、真空采血管、急救药品等。此外，还应配备冲洗器、吸引器等必要的急救器械[21]。

应急手术器械应包括：手术刀、镊子、止血钳、缝合包、手术缝合线、手术巾等。此外，还应配备必要的手术辅助器械，如手术台布、无影灯、麻醉机等。

生命支持器械应包括：心电监护仪、除颤仪、心肺复苏机、高流量供氧机、呼吸机(含简易呼吸机)等。

所有医疗器械须参照强制性国家标准(GB)和指导性国家标准(GB/T)来配备，在使用、保存和维护时要严格遵守《医疗器械监督管理条例》等相关法律法规的要求。

（四）设备执行标准

医疗急救机构应配备完善的急救设备，包括预警设备、现场急救设备、转运设备、院内急救及重症监护设备等，并尽量保证院前院内急救设备执行标准的统一，确保院前院内交接顺畅，减少患者不适。

预警设备：建立可联动院前急救与院内救治的预警设备[22,23]，含有警报及语音播报功能，能够实现在线通话及远程传输功能，能够设立不受干扰的专用信号通道。主要设备包含电子计算机主机，输入及通话设备，存储设备，播音及警报设备及相应软件，并具有录音及自动记录功能。

现场急救设备应包括：与急救车配套的心脏除颤监护仪、呼吸机及气道管理设备、心电图机等。

转运设备应包括：可升降式移动担架车、固定带、简易呼吸器或简易呼吸机、心电监护仪等。

院内急救及重症监护设备应包括：呼吸机及气道管理设备、心电图机、心电监护仪、无创或有创血压监测仪、血氧仪、血糖仪、血气分析仪、除颤监护仪/起搏器、心肺复苏器等必要的治疗监护设备。

所有医疗设备须参照强制性国家标准（GB）和指导性国家标准（GB/T）来配备，同时兼顾地方标准。医疗设备使用、保存和维护时要严格遵守相关法律法规要求。

第三节　科普体系

序贯医疗不仅在提高医疗效率、改善患者体验、提升医疗质量等方面表现出积极作用，也为院前、院内、院后的医务工作者协同开展面向特定人群和社会公众的医疗健康科普提供了良好的合作平台。通过制定规范化科普菜单、建立完善的科普机制、强化合作伙伴管理，能够指导序贯医疗的参与主体更加系统和高效地开展科普工作。

一、规范化科普菜单制定

医疗健康科普工作需制定合理、规范、系统的流程，以此保证科普活动的质量和效果。规范化的科普菜单能够帮助医务工作者更加清晰地了解科普工作的实施方法，以便高效地开展科普工作，同时系统地向公众传播医疗健康知识和医学前沿理念。

（一）标准化文案

标准化文案需要遵循准确性、一致性、完整性三大准则。首先，准确性是标准化文案的基石。向公众科普医学知识必须保证内容准确无误，故医务人员须具备原创和鉴别传播内容的能力，这要求医务人员基于自身专业背景开展科普工作，维护科普的严谨性和准确性。其次，确保信息在不同场合和渠道传播时的一致性，以避免信息传递中出现误解和混淆。采用标准化的文案，能够提升科普信息的权威性和可信度，使其更加可靠且易于被公众接受[24]。最后，完整性保证了标准化文案涵盖体系化、结构化的知识，使受众能够获得全面认知，从而增强患者依从性,提升公众作为自身健康第一责任人主动开展健康管理的能动性。

1. 根据群体特征划分科普受众

医疗健康科普的受众包括患者、患者亲属、易感者、普通公众等不同对象,不同类别的受众对疾病的感知具有差异性,对科普内容的偏好也不尽相同。患者会主动搜索、获取与自身罹患疾病相关性高的科普信息,其亲属也会更加注重关联性疾病的早期预防知识学习,易感者在日常中也倾向于关注特定致病因子和致病机制的科普,而普通公众对医疗健康科普的需求更加宽泛。根据群体特征对科普受众进行划分,有针对性地制定科普议程,形成标准化科普文案,有助于序贯医疗各参与主体发挥各自优势,组合开展科普活动,提升科普工作的到达率,以需求为导向提升科普效果。

2. 制定标准化科普知识结构框架

随着经济社会的发展,人类期望寿命不断延长,疾病谱也在不断变化。医疗健康科普的价值既体现在帮助公众了解疾病本身和疾病的诊疗过程,也体现在引导公众正确看待疾病,理解医学、理解医生并在医疗过程中保持自主性和自我决定权,促进医患沟通、协作与互信。因此,医学健康科普的知识体系应当覆盖病、看病、看待病三个层级的大健康科普需求。制定标准化的科普文案,完善知识结构,将医学专业知识转化为公众通俗易懂的语言,有助于系统指导科普工作开展,避免科普内容的同质化、刻板化。

基于"病、看病、看待病"的知识结构制定标准化科普文案,首先要谈"病",也即传播疾病的预防、保健和康复知识,这是最基本也最容易被理解的层次,也是传统医学科普所传播的主要内容,但随着复杂疾病间共病趋势的日益显著,医学科普也要关注多病同防同治的知识传播;其次要谈"看病",这是容易被忽略的第二层,包含所有与就医相关的内容,如就医流程、医保制度、专科指导等,熟悉"看病"知识能够帮助公众少奔波、少排队、少等待,引导患者合理就医,促进医疗资源利用效率提升;最后要谈"看待病",也就是传播医学科学思想,弘扬医学科学精神,这是医学科普的最高层次,但又是通常最容易被忽视的部分,让公众用科学的眼光看待医学的局限性,有助于改善医患关系,实现社会医疗资源的优化配置。

3. 确定序贯医疗联合科普实施步骤和流程

序贯医疗促进了急救链上医疗卫生机构的外部交互合作与内部科室协调，不同急救环节的医务人员共同参与科普工作有助于缓解传统科普体系的知识碎片化问题。确定联合科普的实施步骤与流程，能够为科普工作提供明确且系统的指导框架，提升科普工作的连贯性和协作性，推动科普资源的优化共享及个性化健康干预。面向社会公众的科普需要深入基层社区，可以通过开展科普讲座、科普竞赛、科普展览等形式开展。面向患者的科普则可以融入序贯医疗服务的各流程环节，充分发挥诊断、治疗、复诊、康复等阶段的诊间科普优势，确保医务人员能够在不同环节实时获取、更新患者的医疗信息，有针对性地开展科普宣教。科普工作也需要序贯医疗各参与主体之间的协调与合作，各环节紧密衔接，让患者全面了解自身罹患疾病的发生、发展过程，促进医患沟通，提升患者依从性。在序贯医疗的接诊、初步诊断、详细诊断、治疗方案制定、随访与复诊等环节中，通过科普工作提升患者的医疗决策参与，鼓励患者及其家属积极配合医疗团队的工作，共同维护个体健康。

4. 明确科普信息化支持和技术工具

信息化系统促进了序贯医疗各参与主体之间的信息共享，信息化工具在科普工作中同样发挥着重要作用。随着数字化技术的成熟，新媒体为知识传播插上了翅膀，医务工作者通过互联网平台开展线上科普的热情空前高涨。《抖音健康科普数据报告》显示，认证医生群体是健康科普的主要力量，共有3.5万名认证医生，累计创作了443万篇科普内容。其中，医疗健康已成为抖音用户观看最多的内容之一。同时，各类医疗卫生机构也在大力推进科普工作，各地基层医疗卫生机构、综合性医院、卫生健康委等专业机构纷纷在官方账号开展健康科普，信息化技术显著拓宽了科普渠道，促进了优质科普内容的快速有效传播。

依托信息化系统，建立面向急救全过程的医防融合健康促进平台，对疾病预防、医疗急救、检查诊断、入院治疗、功能康复等方面涉及的流程、指标、影像资料等具体内容进行通俗解读，帮助患者在任何时间和地点都能够获取和理解自身健康状况，为患者配合诊疗、主动开展健康管理提供依据。在大数据、人工智能等新一代信息化技术的支持下，科普信息系统与医疗信息系统、电子病历、远程医疗平台等技术工具的联动，有助于持续跟踪记录和分析患者健康状况，根据监测数据变化提供智能健康干预方案。

5. 融合成功案例与实践经验改进文案

参考既往科普效果突出的典型案例和成功经验持续改善科普文案,帮助科普工作者了解科普前沿进展,改进科普实践措施。序贯医疗的核心内涵是基于全生命周期视角对医疗救治全流程进行持续改善,通过各环节参与主体的深度融合,提高医疗服务效率与质量,建设"以患者为中心"的疾病防治体系。相比传统科普对活动参与人数、网络点击量等数字的关注,序贯医疗更加强调参与主体联合开展科普工作的实际效果,例如科普到达率增加、疾病发病率降低、公众健康素养提升、社会疾病负担减轻、居民健康预期寿命延长等。通过从既往科普工作中不断总结经验,持续改进标准化科普文案,指导科普工作的系统化开展,真正实现健康成果的改善。

(二) 标准化活动

在推广医学科普知识时,仅有标准化内容是远远不够的,还需要通过系统、多样化的活动来深化理解这些知识。具体活动开展可参考以下流程与方式。

1. 制作信息资料

制作简明扼要的宣传册、手册或海报,介绍医学相关概念、健康知识和预防措施,同时可利用多媒体技术制作视频或动画,生动地展示医学知识和健康生活方式。在制作过程中,应确保科普资料能够真实、清晰地传达核心概念,并确保信息的准确性和权威性。其次,要注重科普文案的易读性和易懂性,避免使用过于专业化的术语,而是用通俗易懂的语言来描述医学知识和健康理念。此外,科普资料还应包括实际案例,通过生动具体的事例展示健康生活的重要性,让受众能够更直观地理解和接受这些医学知识。最后,制作团队需要充分考虑受众群体的特点和需求,量身定制合适的科普内容和形式,确保信息能够精准地传达给目标受众。

2. 举办讲座或研讨会

通过定期组织医疗专家举办讲座,向公众全面介绍常见疾病的预防、诊断和治疗方法,以及健康生活方式的重要性。这不仅为公众提供了一个学习和交流的平台,也使他们能够及时了解到医学领域的最新发展趋势。通过讲座或研讨会的形式开展科普活动,能够激发公众对健康知识的兴趣,增强他们的健康意识,从而促进健康生活方式在日常生活中的落实和推广。此外,讲座和研讨会也为医学专家与社会公众提供了一个互动平台,公众可以在讨论中提出问题、分享经验,加深对医疗健康知识的理解和应用。

3. 开展培训课程

开展医疗健康培训课程是推动健康教育普及的关键举措。通过设计专门的培训课程,为公众提供全面系统的健康知识体系,涵盖理论知识和实际生活应用的各个方面。在课程内容设计上,可以重点探讨常见疾病的预防、健康饮食、运动习惯以及心理健康等方面的知识。同时,通过案例分析和实践操作,公众将有机会亲身体验健康生活方式,使理论知识得到实际应用,增强维护健康的信心和能力。培训课程结合医学前沿研究和最佳实践,能够为公众提供更新、更先进的健康知识,使其能够在日常生活中有效践行。

4. 提供在线培训资源

通过建设专门的在线培训平台或资源库,能够为广大公众提供随时随地的学习机会。这些资源包括视频课程、电子教材、健康测试等多种形式,覆盖各种医疗健康知识和实践技能。公众可灵活安排时间、内容与进度,实现自主学习。此外,在线培训资源还可以不断更新和优化,保持内容的前沿性和先进性,为公众提供与时俱进的医学知识。同时,通过在线学习平台,公众还可以参与讨论、互动,分享经验,形成一个共同学习、共同进步的健康社群。

5. 案例分享和经验交流

定期举办健康案例分享会,邀请医疗专业人士和成功实践健康生活方式的个人分享经验和注意事项,为公众提供一个互相学习和交流的平台。分享的案例涵盖不同的健康话题和生活场景,可以为参与者提供多样化的参考和借鉴。通过分享成功的案例,公众可以了解到健康生活方式在实际生活中的具体应用和效果,从而激发他们对健康生活的兴趣和信心。同时,在经验交流环节,公众还可以就健康生活中遇到的问题进行讨论,共同寻找解决方案,进一步提升生活质量和健康水平。

6. 创建在线社群或论坛

创建医疗健康在线社群或论坛是促进公众交流经验、解答疑问的重要举措。这个在线社群可以成为公众相互交流、分享和学习的虚拟空间。在这里,他们可以就日常健康问题、疾病预防等话题进行讨论,互相借鉴经验、分享解决方案。同时,这个平台也可以定期邀请医学专家参与,提供专业的指导和建议。通过在线社群或论坛,公众可以及时获取到最新的医疗健康资讯、政策动态,保持健康意识,为日常生活中的健康问题寻求有效解决方案。

7. 举办医学会议和展会

医学会议和展会是将医学科普信息传递给更广泛受众的一项有效手段。在医疗行业的大型会议或展会上设置专门的医学科普展台,可以将最新的医学研究成果和健康知识直接呈现给参会者。这个展台可以通过展示健康生活案例、健康检测演示、发放科普资料等多种形式的科普,吸引公众的关注。通过与参观者的互动,可以详细解答他们关于健康和医疗的疑问,促使更多人重视自身健康。医学会议和展会作为医疗领域的重要聚集地,提供了广泛传播医疗健康知识的机会,有助于提高公众的主动健康意识和自我保健能力。

8. 建立官方网站或平台

建立医学科普官方网站或平台是向公众传递可靠、权威信息的关键举措。通过官方网站,可以集中展示各类疾病的预防、诊断和治疗知识,以及健康生活方式的指导等核心内容,同时提供翔实的案例分析和实践经验总结。这些信息不仅要具备高度的可追溯性,还应极具参考价值。此外,官方平台还可提供下载专业科普资料的功能,让公众随时随地获取到最新的医疗健康知识。同时,该平台也可设立交流互动的社区或论坛,让参与者可在这里提出问题、分享经验,形成一个良性互动的健康交流平台。

9. 与患者进行沟通

在医院、社区卫生服务中心等场所,设置健康信息展示区,向患者和公众展示各种疾病的预防和治疗知识。通过患者宣传活动、健康讲座等方式,向患者普及医疗健康知识,增强他们的自我保健意识和能力。在进行科普活动时,要根据不同受众的特点和需求,采取多种方式提高科普效果。同时,不断收集反馈意见,及时调整和改进科普策略,以确保信息传递的准确性和有效性。

(三) 标准化演练

医学科普标准化演练是提高公众健康意识和医学知识普及效果的重要手段。通过定期的模拟演练,医学科普团队可以熟悉科普活动的实施流程,提升科普效果和公众参与度。

在开始演练前,首先要明确演练的目的和具体主题,例如慢性病预防、急救知识、健康生活方式等,以便参与者能够针对性地准备内容和互动方式;其次要确定参与演练的科普团队成员,包括医生、护士、健康教育专家、媒体工作者等,参与者根据各自专长和角色进行演练,确保科普内容的全面性和准确性;最后要制订详细的演练计划,包括演练的时间、地点、参与者名单,以及具体的科普内容、互动环节和演练目标,确保每个参与者清楚自己的任务和职责。

在演练过程中,可以模拟真实的科普场景,如社区讲座、学校健康教育、线上直播等,使用视频、图片、模型等辅助工具,使演练更贴近实际情况。演练时应特别重视医学科普信息的传递环节,包括疾病预防、健康生活方式、常见症状识别等内容的准确传达,确保信息既专业又通俗易懂。演练过程中需要及时记录关键信息和参与者表现,演练结束后进行评估,收集受众反馈,发现问题和不足,及时总结,并根据反馈意见进行持续改进。

二、科普机制建立

(一)政策解读

2023 年 3 月,中共中央办公厅、国务院办公厅印发了《关于进一步完善医疗卫生服务体系的意见》,要求为深入贯彻党中央关于实施健康中国战略的决策部署,推动全面建立中国特色优质高效的医疗卫生服务体系,为人民群众提供全方位全周期健康服务。《意见》中明确提出,到 2025 年,医疗卫生服务体系进一步健全,资源配置和服务均衡性逐步提高,重大疾病防控、救治和应急处置能力明显增强,中西医发展更加协调,有序就医和诊疗体系建设取得积极成效。到 2035 年,形成与基本实现社会主义现代化相适应,体系完整、分工明确、功能互补、连续协同、运行高效、富有韧性的整合型医疗卫生服务体系,医疗卫生服务公平性、可及性和优质服务供给能力明显增强,促进人民群众健康水平显著提升。

遵循这一工作目标,《意见》指出医疗诊治需加强分工合作,促进分级诊疗,推进体系整合化,其中特别指出要促进服务连续性。完善分级诊疗技术标准和工作机制,鼓励医疗机构开展服务协调工作,指导协助患者转诊,健全多学科联合诊疗和查房制度。同时,建立胸痛、卒中、危重孕产妇、危重新生儿和儿童、创伤等重大急性病救治中心,并提供救治绿色通道和一体化服务。此外,还要探索基层医疗卫生机构与上级医疗机构设立慢性病联合门诊,开展常见慢性病的治疗、预防和康复。

《意见》明确了医疗卫生服务体系的健全和提升,强调了资源配置与服务均衡的重要性,更是强调了在重大疾病防控、救治和应急处置方面的显著提升。而在 2035 年的远景目标中,则明确了要建立一个整合型、高效运行、充满韧性的医疗卫生服务体系,以及医疗卫生服务的公平性、可及性和优质服务供给能力的明显增强。这一政策的出台,为医学知识的推广和实施提供了强大的支持,有力地推动了医疗服务的质量和效率的提升,也为显著提升人民群众的健康素养与健康水平夯实了基础。

(二) 知识普及

1. 医学知识普及对象

医学知识普及的对象是一个广泛的群体,包括了医务人员、医院管理者、患者及家属、医学院校师生、社会公众以及政府部门等。

医学知识普及主要针对医疗从业者,这包括医生、护士、技师等医疗专业人员。医务人员是医疗服务的直接执行者,他们对专业医学知识的理解和应用能力直接影响医疗服务质量与效率。同时,医务人员也是向患者、家属及社会公众传播医学知识的主力军,通过强化医务人员的医学传播能力,让他们学习如何更好地将专业医学知识转化为通俗易懂的科普创作,能够增强医务人员将健康促进纳入本职工作的意识。医学科普工作有助于医务人员深刻理解优质医疗服务的价值和意义,通过医防融合,提供更为专业、个性化、高质量的综合医疗服务。同时,医务人员也是推动医疗体系进步和提升医疗服务水平的关键力量,他们的理念更新和实践创新将对整个医疗行业的发展产生积极而深远的影响。

医学知识普及的另一重要对象是医疗管理者和决策者,他们在医疗机构的管理和运营中扮演着关键角色。医疗管理者负责医院或医疗机构的整体运作,而政府卫生部门的决策者则制定卫生政策和指导医疗服务提供。因此,他们的理解和支持对于医疗服务的改进和优化至关重要。医学知识普及可帮助医疗管理者和决策者更好地了解现代医疗的发展趋势和最佳实践。他们可以通过深入了解先进医疗理念和实施方法,为医疗机构的改进和优化提供有力支持。这有助于医疗管理者更好地规划医疗资源,提高医院运营效率,降低医疗风险,增加患者满意度,实现医疗机构的可持续发展。

医学知识普及对患者和家属了解现代医疗流程、理解医学的局限性具有重要意义。患者及其家属是医疗服务的直接受众,他们的了解和参与是医疗服务成功的关键。首先,向患者和家属普及医学知识可帮助他们更好地参与医疗决策。了解现代医疗服务的概念和原理可使他们更具主动性,更清晰地了解治疗方案和医疗过程,提出问题和表达疑虑,并与医护人员建立更密切的配合关系。其次,医学知识有助于增强患者及家属的医疗服务体验。他们可更好地理解医护人员之间的信息传递和协作,减少信息丢失和误解的可能性,提升医疗服务的连贯性和质量。医学知识还有助于患者及家属更好地管理患者的病情,了解病情发展和治疗进程,掌握医疗信息并参与医疗决策,理解医学的局限性,理性对待诊疗结果,更好地照顾患者,降低治疗风险。

医学知识普及对更新医学院校及医学教育机构的教育体系具有重要意义。这些机构是培养医疗人才的重要基地,通过将现代医疗理念融入医学教育中,可培养出更具专业素养的医护人员。医学院校及医学教育机构可将先进医疗理念和实践原则纳入课程体系,如通过开展医学传播学课程为医学生提供相关的教育培训,为医学生开展科普内容创作、参与科普活动实践提供支持。通过教学,学生可深入了解现代医疗的重要性,学习如何在医疗实践中提供医防融合的高质量医疗服务。其次,医学院校及医学教育机构可通过举办专题讲座、研讨会等形式,邀请医疗专业领域的专家分享先进医学科普经验和案例,为学生提供实践参考,使他们在学校阶段就具备现代医学传播的基本理念和技能,为医学科普储备人才力量。

广大市民是优质医疗服务的直接受益者,也是整个医疗体系的参与者和监督者,因此,医学知识普及对于社会大众来说具有极其重要的意义。首先,通过向社会大众普及医学知识,可提高他们对医疗服务和健康生活方式的认识。其次,医学知识可让市民更好地参与医疗决策和管理自身健康。他们可以了解医疗过程中的关键环节,提出问题,参与治疗方案制定,实现医患协同。此外,市民通过了解医学知识,能够更好地评估和监督医疗服务的流程,提出意见和建议,促使医疗机构不断优化医疗服务,提升整体医疗质量。

最后,医学知识普及对政府部门和卫生健康管理机构具有重要的战略意义。他们是医疗政策的制定者和监管者,对于医疗体系的整体运行和医疗服务的质量安全负有直接责任。政府部门和卫生健康管理机构需要全面了解现代医疗的概念、原则和实施要点。只有深入理解高质量医疗服务的价值和意义,才能更好地制定政策和法规,为医疗机构提供指导和支持。通过实施先进医疗理念,提高医疗服务质量。政府部门可制定相应的政策,鼓励医疗机构采用现代化医疗服务模式,并提供相应的政策支持和奖励措施。此外,政府部门和卫生健康管理机构还履行相关的医疗服务的监管职责。他们可通过监督检查和评估,确保医疗机构严格按照现代医疗的原则和要求进行服务,保障公众的健康权益和生命安全。

2. 医学知识普及平台

医学知识普及可在电视、报纸、广播等传统媒体上进行,也可在社交媒体、沉浸式媒体等新兴传播媒介上进行。

首先,可以与医疗领域的新闻媒体合作,生成相关新闻报道和特稿。新闻媒体是社会大众获取信息的重要渠道之一,因此,通过媒体向公众传递关于医疗的知识和信息,可起到广泛宣传和普及的作用[25]。新闻报道可利用新闻事件、研究成果或医疗实践中的成功案例,以生动的方式介绍医疗的应用和成果。这种方式既可吸引公众兴趣,还能够通过事实案例阐述医疗的优势,让人们更好地理解和接受这一概念[26]。特稿则可更深入地探讨医疗的背景、原理、实施步骤和未来发展趋势。这种深度报道可为关心医疗领域的读者提供更详细和全面的信息,使他们更好地了解医疗的内涵和价值。通过新闻报道和特稿的方式,可将医疗的理念和实践融入日常的新闻媒体中,让更多人了解到这一重要的医疗模式,促进其在医疗实践中的推广和应用。这不仅有助于提高医疗服务的质量和连贯性,还可为患者提供更好的医疗体验,推动整个医疗卫生体系的进步。

其次,利用电视广播进行医学科普是一种直观、生动的传播方式,具有极高的影响力[27]。电视广播是家庭和社区中的重要信息来源,通过这一渠道可向广大观众介绍医学概念和医疗服务。在医疗健康类节目中,可邀请医疗专家或相关领域的从业者进行专题讲解,详细介绍医疗的核心理念和实施方法。通过现场演示、实例讲解等方式,直观地向观众展示医学知识如何在实际生活中发挥作用,让观众更容易理解和接受。此外,可制作医疗健康类的宣传片或短片,以简练有力的方式介绍医疗的关键信息。在宣传片中可融入医疗专家的讲解、病例演示以及实际医疗操作等,使观众在短时间内获得全面的认知。通过电视广播,可覆盖大量的受众群体,不受时间和地点的限制,为医学知识的普及提供了有力支持。同时,电视广播的视觉和声音效果也会让信息更加生动、直观,有助于提高观众的参与度和记忆度。

同时,健康教育广告是向公众传递医疗健康信息的重要途径之一,也是医学科普的有效手段之一。通过制作生动有趣、简洁明了的健康教育广告,可直观地向观众介绍医学概念和健康生活方式的重要性[28]。在健康教育广告中,可运用动画、实景拍摄、特效等手段,生动地展示医学知识的应用场景。通过视觉形象和简练文字,向受众传递医疗的核心信息,使其易于理解和记忆。此外,健康教育广告的时长通常较短,因此需要紧凑有力地呈现医疗的要点,让受众在短时间内获得清晰的认知。可通过精心设计的场景设置、角色表演等方式,使观众能够直观地感受和学习医学知识与技能。

随着移动终端的普及,社交媒体成为医患双方共同所在的信息传播平台。利用社交媒体进行医学科普是一种高效、便捷的方式,能够迅速将信息传递给大量用户[29]。媒介技术高速发展的今天,社交媒体已成为消息扩散、产品推广的重要渠道。通过在社交媒体平台上发布有关医疗健康的内容,可以以图文、视频、动画等形式直观地向受众传达健康概念和实施方法[30]。同时,可利用社交媒体的分享、评论和点赞等功能,扩大信息的传播范围,引起更多人的关注。此外,社交媒体还提供了与受众互动的机会,可以通过回答问题、解释疑惑等方式与用户进行直接沟通。这有助于加深受众对医疗健康的理解,解答可能出现的疑问,提升信息的可信度。另外,社交媒体平台通常具有定位功能,可以根据用户的兴趣、地理位置等特征进行精准推送,从而将医疗健康信息传递给更符合目标受众特征的群体。

最后,利用虚拟媒体,如虚拟现实(VR)进行医学科普是一种创新的传播方式,它可以为受众提供更身临其境、沉浸式的学习体验[31]。基于虚拟现实技术与工具的支持,受众可模拟体验医疗场景,直接参与医疗过程。他们可以通过VR头戴设备感受医疗环境、了解医务人员的操作流程,甚至模拟患者角色,从而深入体验医疗的实际情景,通过高度互动、身临其境的传播方式加深受众对医学原理和医疗模式的理解。此外,VR还可以通过视觉、听觉等多维度的传感器提供更加真实的感受,使受众能够更全面地了解医疗的应用场景和实施过程。这种沉浸式的体验,使学习更加直观和生动。在VR上进行医学科普,也能够突破地域和时间的限制,让更多人随时随地参与到医疗健康知识的学习中来。

(三) 舆情引导

医学科普活动作为一种重要的健康教育方式,除了在提升公众健康意识和健康素养方面具有明显的优势,也在突发事件的舆情引导中发挥着重要作用。此外,互联网的快速大面积"链式传播"使得科普内容的源头真实性难以考证,低质量、非专业的科普内容本身也可能引发一些舆情问题,应提前预案相应的舆情引导措施。

1. 医学科普内容责任舆情

指在医学科普活动中可能出现的内容误导或责任问题引发的舆论议题。在突发事件,如自然灾害、事故灾难、公共卫生事件和社会安全事件中,一些媒体在新闻报道中可能表现出媒介素养缺乏的一面,使公众情绪波动受到片面观点的影响。也有一些来源不明的有害信息以健康科普的名义在互联网上广泛传播,扰乱视听、误导公众,甚至给人民群众的生命健康和财产安全造成威胁。科普机构和专业医务人员的首要任务是维护医学科普的权威性和准确性,在社会舆情事件中发挥引导作用,向公众传播科学客观、真实可靠的信息,及时监测、干预和处置舆情,维护社会稳定。有时,科普内容的误解或不当解读难以完全避免,可能导致公众的困惑和质疑,科普机构和专业人员应秉持高度的责任感和充分的透明度处理内容责任舆情。首先,要及时向公众澄清可能存在的误解,坦诚承担责任,积极采取措施进行更正和改进,确保类似问题不再发生。其次,需要积极配合相关部门进行核查,接受舆论和社会的监督。同时,科普机构还需要建立健全内容审核机制和专家咨询制度,为科普工作提供专业保障,鼓励科普人员勇于承担社会责任,同时保护公众获取准确健康信息的权益。

2. 医学科普质量舆情

指在医学科普活动开展过程中可能涉及的科普质量方面的舆论议题。随着医学科普活动的广泛开展,人们对科普内容准确性和专业性的要求日益提高。在实践中,科普机构和医疗专业人员必须严格把关科普内容的质量,确保每个环节的准确性和可靠性,以提供高质量的健康信息。然而,如果在科普过程中出现了信息错误、误导或者内容质量不达标的情况,很可能引起公众质疑和媒体关注,形成科普质量方面的舆情。这种舆情不仅会影响科普机构的声誉和公信力,也可能对公众的健康认知产生负面影响。面对科普质量舆情,相关机构应建立健全的内容审核机制,加强专家团队建设,保证科普信息的准确性和权威性。同时,及时回应和处理舆情,向公众澄清事实,接受监督和检查,是有效解决科普质量舆情的关键。此外,加强对科普人员的培训,提升专业水准,也是提高科普质量的重要举措,有助于减少质量舆情的发生。

3. 医学科普受众体验舆情

指公众在参与医学科普活动的过程中,可能产生的与体验感受相关的舆论议题。随着科普活动形式的多样化,人们对科普内容的趣味性和参与度等方面有了更高的期待。在医学科普中,公众能够获得更为系统和易懂的健康知识,科普团队可更全面地了解受众需求,提供更有针对性的科普内容。然而,保证受众在整个科普过程中获得良好的体验,需要科普机构在组织和管理上不断创新,科普人员也须具备良好的表达和互动技能。科普机构应着力改善科普环境,运用多媒体等新技术,为受众提供生动有趣的学习体验。同时,科普人员需要以友好、耐心的态度与受众互动,细致地解答他们的疑问,使受众在科普活动中感受到尊重和收获。对于科普受众体验舆情,相关机构和人员应当以开放、积极的态度回应,并采取改进措施,提升科普活动的质量和受众的满意度。通过持续的努力,科普机构能够树立良好的口碑,赢得公众的信任和支持,同时也有助于提升整体医学科普事业的影响力。

三、合作伙伴管理

(一) 长效合作

医学科普事业的可持续发展离不开长期、稳定、高效率的合作伙伴,科普合作伙伴管理是序贯医疗中科普活动长效开展的基础。

1. 医疗科技研发机构

医学知识科普活动的成功开展需要依赖于各方面的支持和合作,而医疗科技研发机构是其中至关重要的合作伙伴之一。这些机构拥有先进的医疗技术和创新解决方案,可为医学知识科普活动提供强有力的技术支持。

首先,医疗科技研发机构可以提供最新的医学研究成果和技术进展,帮助科普活动保持内容的时效性和先进性。这对于医学知识科普活动的质量提升至关重要,确保了公众能够获取最新、最准确的医疗信息。

其次,医疗科技研发机构可提供各种创新的科普工具和方法,如虚拟现实(VR)、增强现实(AR)等技术,使得复杂的医学知识能够通过更直观、生动的方式呈现给公众。

此外,医疗科技研发机构还可以提供各类医疗模拟系统和教育软件,为医学知识科普活动的各个环节提供技术保障。因此,医疗科技研发机构的参与为医学知识科普活动的开展提供了坚实的技术基础,提升了科普效果,公众也能够获得更加生动、有趣、易懂的医学知识学习体验。

2. 医学传播学会和社区组织

医学知识科普活动需要多方合作,其中医学传播学会和社区组织是极为重要的合作伙伴之一。这些组织为促进医疗信息的传递和公众参与发挥了关键作用。首先,医学传播学会和社区组织能够直接接触到各类人群,了解他们的需求和关切。通过与这些组织合作,可以有效地将医学知识科普活动的内容和优势传达给公众,帮助他们获取有价值的健康信息。其次,医学传播学会和社区组织可以组织相关的宣传活动和讲座,向公众介绍各种医学知识和健康理念。他们也可以依托社交媒体等渠道向更广泛社群传播各类医疗信息。此外,医学传播学会和社区组织还可以在实践中起到桥梁和纽带的作用,帮助医疗机构、高等院校、科研院所与公众建立良好的沟通和信任关系。他们汇集整理公众的各类意见和建议,推动医学知识科普活动持续改进和优化内容。医学传播学会和社区组织作为医学知识科普活动的合作伙伴,发挥了不可替代的作用。他们通过直接接触公众、举办活动和传播信息,为医学知识科普活动的推广提供了有力的支持,也为医疗机构和公众之间建立了良好的沟通平台。

3. 医疗教育机构

在医学知识科普的过程中,医疗教育机构是极具价值的合作伙伴。医疗教育机构拥有丰富的医学知识和教育资源,能够在医务人员和公众之间扮演着重要的科普传播角色。首先,医疗教育机构可以提供专业的医学知识,将各种健康理念和医疗实践经验传授给公众,帮助他们理解和掌握重要的健康知识。其次,医疗教育机构可以举办公开讲座、健康教育活动等,将医学知识传播给广大公众。通过互动交流,可以更好地促使公众理解各种健康概念和预防疾病的方法。此外,医疗教育机构还可以提供健康知识培训课程,让公众系统地学习医疗保健知识,提高他们的健康素养。总的来说,医疗教育机构是医学知识科普的重要合作伙伴,通过专业的医学教育资源和丰富的教学经验,可以有效地推动健康知识的传播和实践。公众通过接受医疗教育机构的培训和指导,将更有能力管理自身健康,从而提升社会整体健康水平。因此,在医学科普工作中,与医疗教育机构合作是极具价值的一环。

(二)主动发现

建立成功的合作关系,有助于推动医学知识的传播和医疗技能的实施,促进医疗领域的合作与创新。具体可通过以下路径实现这一目标。

1. 市场调研

要寻找医学知识科普的潜在合作伙伴,市场调研是一个关键的步骤。通过深入了解医疗领域的相关机构和公司,可以找到适合开展医学知识科普的合作伙伴。首先,可以通过网络搜索和查阅医疗行业的报告和数据,了解到当前医疗领域中哪些机构在健康教育方面具有一定的实力和经验。这包括医疗机构、科普组织、医学研究机构等,它们可能是医学知识科普的理想合作伙伴。其次,可以关注医疗行业的行业会议、展会等活动。这些活动通常会吸引众多的医疗机构和科技公司参与,通过参会、演讲、展台等方式,可以直接与潜在合作伙伴进行接触和交流,了解他们的实力和兴趣领域。此外,可以通过专业社交网络搜索和关注医疗领域的专业人士和机构,了解他们的业务范围和潜在合作的可能性。也可以参与医疗领域的讨论群组,与业内人士建立联系。最重要的是,在市场调研的过程中,要围绕着合作伙伴的专业领域和实力展开多维度了解与审核,以确保选择的合作伙伴能够与医学知识科普的目标相契合,共同推动健康知识的普及和传播。通过市场调研找到合适的潜在合作伙伴,将为医学科普工作提供坚实的基础。

2. 行业会议和展会

在寻找医学科普的潜在合作伙伴时,行业会议和展会是一个极具价值的资源汇聚地。这些活动汇聚了医疗领域内的众多专业人士、机构和企业,提供了难得的互动平台。首先,行业会议和展会通常会吸引到来自医疗科技公司、医疗机构、医学研究机构等各类医疗机构的代表参与。这些机构通常是医学科普的潜在合作伙伴。通过参会、演讲、展台等形式,可以直接接触到这些潜在的合作伙伴,了解他们的业务范围和实力。其次,行业会议和展会提供了一个交流的机会,参与者可以在会议现场进行面对面的交流和讨论。这为寻找潜在合作伙伴提供了一个开放、高效的渠道,有助于建立起合作关系所需的互信和理解。此外,行业会议和展会也是了解医疗领域最新发展动态的窗口,通过参与这些活动,可以及时了解到最前沿的医疗科技、理念和实践经验,从而更加精准地找到与医学科普相关的合作伙伴。

3. 专业协会和组织

在寻找医学科普的潜在合作伙伴时,专业协会和组织是一个重要的资源。这些协会和组织通常聚集了医疗领域的专业人士和机构,提供了一个集结和交流的平台。首先,专业协会和组织在医疗领域内有着广泛的网络和资源。它们的成员包括医生、医疗从业者、医疗管理者等各类医疗专业人士,以及医疗机构和科技公司。因此,这些组织通常能够为医学科普提供多层次的潜在合作伙伴。其次,专业协会和组织定期举办会议、研讨会和培训活动,这为潜在的合作伙伴提供了交流和合作的机会。通过参与这些活动,可以直接与医疗领域内的专业人士建立联系,了解他们的兴趣和需求,找到合适的合作伙伴。此外,专业协会和组织通常有自己的出版物和在线平台,可以通过它们来发布关于医学科普的信息和资源,吸引潜在合作伙伴的关注。

医学科普是为了向医疗从业者、医疗管理者、患者及家属、医学生和社会大众传播健康知识和医疗信息。通过规范化科普菜单,可以明确科普的重点和内容,从而提高传播的效果。其次,针对不同受众,采用多种形式的科普方式是非常必要的,如举办讲座、研讨会、在线培训等。在科普过程中,要确保信息的准确性、一致性和完整性,尤其在标准化文案的制定上,需要遵循这三大标准。同时,通过成功案例和实践经验的分享,可以直观地展示医学知识在实际生活中的应用,增强受众的理解和接受度。最后,明确医护人员、患者及家属在健康管理中的角色和责任,促进医患之间的良好沟通,是科普的重要内容之一。总的来说,通过规范、多样化的科普方式,结合相关理论模型,传播准确、全面的医疗信息,才能有力地推动健康知识在社会中的传播和实践,持续提升公众的健康素养和生活质量。

第四节　智　慧　平　台

构建健全的智能化急救体系,有助于优化区域卫生信息系统,实现电子病历档案的全面建立与患者的全流程管理。该体系利用智能终端设备,综合采集120急救、院内救治以及院后康复过程中的关键诊疗信息,进而构建急救数据库,为"序贯医疗"模式下的高效急救决策提供坚实支撑。此举不仅为急救中心的合理布局、分级急救、流行病学统计、救治成功因素分析奠定基础,也有助于促进院前院内院后的信息整合与共享,提高病程管理的连续性和急救效率。

同时,积极发展"互联网＋医疗健康"应用,充分运用云计算、人工智能、大数据、区块链等信息技术,创新开展远程医疗、双向转诊、临床辅助决策、健康监测及管理等深度应用,有助于院内救治人员提前介入到院前急救工作,促进各科室提高会诊救治协同性。此外,采用跨职能、跨机构信息系统授权及数据管理,加强信息共享与权限配置,使所有急救人员均可访问、查询、读取、调阅和验证共享数据,打通信息壁垒,以智慧平台建设支撑序贯医疗运维,能够优化急救协同机制,提高创伤患者救治效率。

一、院前急救智能化体系

院前急救智能化体系,主要是借助现代科技手段,特别是信息技术和通信技术,来提升院前急救的效率和效果。目前我国部分地区的院前急救可以通过5G平台、智慧大屏、利用GPS或北斗系统等定位技术对120车辆进行定位、通过数据分析技术实时评估医院的救治能力,如床位、医生和设备等资源,智能终端选择最优的路线,从而实现合理分配患者及智慧送医,缩短急救转运时间。此外,物联网技术与智能设备的广泛应用,使得患者生命体征的监测变得更为高效与精准,确保转运过程中的安全。智慧院前急救体系会在整个急救流程中及时、适时介入与全程干预,以最大化地提升救治成功率与患者生存率。

例如,上海的院前急救信息告知系统是通过有线、无线相结合的方式,把

120 急救系统与医院急诊室进行系统对接。120 急救医生在患者上车后,判断患者为危重病情时,即通过随身携带的工作手机及时将患者呼救信息、急救车的车辆行驶轨迹、预估患者送达时间、急救车内视频信息、生命体征信息预先告知送往医院的急诊室,以便急诊室提前做好相应的接收及救治准备;同时,接收医院在接到信息后,反馈给随车急救医生院内的准备情况,最终还会将患者的院内诊断反馈至 120 急救系统。上海院前急救中心在 2018 年发布的《监护型救护车配置规范》(DB31/1108—2018)对急救车智慧化做了相应的规定,要求配备先进的医疗设备和通信技术,实现车内医疗数据的实时采集、传输和分析。为更好地提升上海院前急救服务质量,2023 年 11 月,上海地方标准《智慧急救信息系统基本功能规范》(DB31/T 1445—2023)公开发布。此外,上海院前急救中心的"智慧急救 2.0"系统,利用音视频通话、5G 移动通信、实时定位等技术调动社会院前急救资源,对急救呼救事件处置进行融合赋能[32]。上海院前急救中心开发的院前急救便民小程序集一键呼救、视频呼救等功能于一体。一键呼救功能可关联现场定位信息与用户注册信息,减少受理询问时间;视频呼救功能可实时了解呼救对象状况,远程指导市民自救互救;城市急救响应功能能够调动周边力量参与第一时间救助。

二、人工智能辅助远程会诊平台

人工智能辅助远程会诊平台是一种基于人工智能技术的远程医疗服务系统,利用云计算、大数据、人工智能等技术,能够实现远程会诊、双向转诊、临床辅助决策等功能,以提高医疗服务的效率和质量。积极发展"互联网＋医疗健康"应用,有助于辅助院内救治人员提前介入到院前急救工作,促进各科室提高会诊救治协同性。

远程医疗:通过远程会诊平台,不同地区的医疗机构可以实时共享患者病历信息、医学影像等数据,进行远程共同诊疗活动。这有助于提高医疗服务的可及性和连续性,减轻患者及其家属的负担。

院前院内诊疗连续延续:在平台上,各个医疗机构尤其是院前和院内不同医疗体系的机构,可以协同对急救危重患者进行联合干预,全程诊疗,包括预防及康复等除急救抢救之外的延续医疗活动。这种模式可以将医疗活动全覆盖整个疾病进程。

辅助决策：人工智能技术可以对患者的病历信息、医学影像等进行深度分析，为医生提供辅助诊断和治疗方案。在序贯医疗中，决策系统可以根据患者的病情及医院的诊疗特色专长、床位使用情况等，优化分配救护车，确保患者能够被及时转运至院内。这种模式可以优化医疗资源的配置，提高医疗服务的效率。

健康监测及管理：平台可以通过实时监测患者的健康状况，为患者提供个性化的健康管理建议，这些建议针对预防和康复等健康问题，助力患者管理自身健康。此举有助于提高医疗服务的广泛覆盖。

目前，上海市医疗急救中心依托"智慧急救2.0"平台，实现了"城市急救响应"的即时启动。平台还通过编写急救科普素材，培训急救志愿者，开展远程自救互救指导等举措，将急救援助第一时间送到患者身边，填补了救护车到达现场前的"急救空窗期"，打造了一个完整、完善的智能急救链。"智慧急救"系统的搭建，为市民的健康安全与高品质生活提供了保障。此外，对院前急救120车辆进行智慧化改造，通过定位、数据分析合理分配患者，智能终端选择最优的路线，实现了智慧送医，缩短急救转运时间。上海市医疗急救中心以"智慧急救"为抓手，不断提升院前急救服务与城市保障能力，达到院前急救与社会急救、院内救治的有机融合。

总之，通过人工智能辅助诊疗转运急救智慧平台建设，可以提高医疗服务的效率和质量，缓解医疗资源紧张的问题，进一步推动"互联网＋医疗健康"的创新发展。

三、跨职能、跨机构信息系统授权及数据管理

目前院前、院内医疗分属不同的系统，管理存在信息壁垒，这在前述章节中已经有详细解读。在序贯医疗实际操作中，急需解决突破院前、院内信息壁垒问题，让院前、院内能够共享部分医疗数据，包括病史、检查阳性结果、用药或手术处置、疾病转归等。因此，跨职能、跨机构信息系统授权及数据管理变得非常重要和迫切。随着在线网络平台的发展，建设数据互通不再是难事，但是需要严格的数据管理。跨职能、跨机构信息系统的授权及数据管理是确保组织内信息安全和有效性的关键环节，其核心要点如下。

授权管理：要实施精细化授权管理，即对每个用户明确其访问和操作权限。

这可以基于职务、责任和职能,确保只有适当的人员能够访问敏感数据和执行关键操作。

角色管理:通过定义不同的角色,为各个角色分配相应的权限。有应用者、管理员、在线平台的维护方。这样可以根据医生的具体职责和工作内容为他们分配适当的角色,并给予相应的权限。例如分清楚是院前还是院内医生的身份,赋予相应的角色与职责。

数据脱敏:目前序贯医疗主要涉及共同救治患者的数据信息。对于敏感数据,如患者个人身份信息等,需要进行数据脱敏处理,即将敏感信息替换为伪造或遮蔽的数据,以防止数据泄露和未经授权的访问。

访问控制:实施严格的访问控制策略,确保只有经过授权的人员能够访问相关数据和系统。

数据备份与恢复:定期备份所有数据,并制订灾难恢复计划。在发生意外情况下,能够迅速恢复数据和系统,确保业务的连续性。定期进行数据的导出与备份。

安全审计:实施定期的安全审计和日志审查,监测和发现任何可疑活动或潜在的安全风险。这可以帮助及时发现和解决潜在问题,并确保系统的安全性。

培训与流程:对使用者进行信息安全培训,提高他们的安全意识和操作技能。定期培训以适应不断变化的业务和技术环境。

第三方风险管理:与第三方合作,需要进行全面的背景调查和风险评估。与他们签订明确的保密协议,确保敏感数据的安全。

技术手段:运用最新的加密技术、防火墙、入侵检测系统等工具来加强信息系统的安全性。结合业务需求和技术发展趋势,持续引入新的安全技术和解决方案。

“序贯医疗”应用程序的开发与使用是实现跨职能、跨机构信息授权应用的典型实践。目前,在上海部分医院和医疗急救中心投入运行的“序贯医疗”应用程序为院前院内交集患者的信息共享提供了平台,有助于促进院前急救与院内急救在人才、技术等领域的双向互动,为院前院内融合渗透的“序贯医疗”体系建设夯实信息化基础。

“序贯医疗”小程序是一种不需要下载安装即可使用的轻量级应用程序,它基于某个平台运行,用户可以通过扫描二维码或搜索关键词来打开小程序。小程序的主要优势包括用户可以便捷地获取服务,无须安装或下载即可使用。小程序具有丰富的功能和出色的使用体验,封装了一系列接口能力,帮助开发者快速开发和迭代。小程序不占用手机内存,不需要下载安装,减少了用户的使用门槛,可以授权控制使用人群,保证数据的安全性。

"序贯医疗"小程序的主要功能是实现院前院内交集患者的信息共享。分别授权于医疗急救中心院前急救医生、综合医院急诊科医生。同时分别设置使用管理权限,如普通用户及管理人员等。医疗急救中心院前急救医生、综合医院急诊科医生作为普通用户,仅可以填写和调阅自己收治的患者信息。医疗急救中心主任或医管科负责人、综合医院急诊科主任或教学主任作为管理员可以查阅所有患者院前院内信息、送医及就诊的情况。

序贯医疗的信息填报方式主要采用下拉菜单式勾选方式填写,方便急救医生读取填写。小程序还设置了提醒功能,如果有院前120医生填报送达患者信息,综合医院的医生能够同步收到提醒,方便及时登录查看填写院内信息。所有后台数据均可导出,便于分析与科研。管理员可以一键点击排序查看不同医生送达或收治患者的情况,方便查询用户填报信息。通过"序贯医疗"小程序,院前院内急救医生得以共享患者发病机制、诊疗结果等信息。

"序贯医疗"这一网络平台系统是区域化创伤网络建设的重要组成,通过搭建院前院内救治的信息桥梁,强化了院前院内急救信息的同步,加强了院前院内救治程序的衔接。

总之,跨职能、跨机构信息系统的授权及数据管理是一项综合性工作,需要从多个维度入手,确保组织内信息的安全性、完整性和可用性。

· 参考文献 ·

[1] 吴亚达,陆文强,向海涛,等.序贯评估病情联合常规外伤急救对急诊颅脑外伤患者救治情况的影响[J].中国医学创新,2022,19(24):3.

[2] 曹夏芸.序贯评估病情在交通事故患者院前急救护理中的应用[J].医药前沿,2017,7(6):3.

[3] 赵丹,牛晓惠.基于序贯评估法的院前急救护理措施结合预见性思维对颅脑外伤患者救治时间及预后的影响[J].临床医学研究与实践,2023,8(2):143-145.

［4］程燕东.一体化急救在基层医院心肺脑复苏中的价值［J］.中国基层医药,2011,18(11):2.

［5］陈辉,陶金喆.如何做好院前急救与院内急救的衔接［J］.中国急救复苏与灾害医学杂志,2007,2(2):3.

［6］林丰,刘杨基,朱兰才.网络技术下院前急救与院内急救医疗紧密衔接的临床研究［J］.心电图杂志:电子版,2020,9(3):2.

［7］巴衣尔策策克,陈辉,耿聆,等.院前院内急救医疗信息一体化平台的设计与应用［J］.中国数字医学,2022,17(2):017.

［8］康益炯.改良早期预警评分系统在院前与院内急救无缝隙链接中的临床应用价值分析［J］.医药前沿,2021,11(30):106-107.

［9］李璐琪,严浩,刘扬,等.早期预警评分联合创伤严重程度评分在多发性创伤患者院前急救护理中的应用效果［J］.中西医结合护理(中英文),2022,8(9):116-118.

［10］邓卫丽,赵小斐,史一焱,等.改良早期预警评分信息实时传输在院前急救中的应用［J］.现代诊断与治疗,2016,27(9):3.

［11］许毅强.纸质标准病历在电子病历纸推广前使用的重要性［C］//全国院前急救学术大会.中国医院协会,2015.

［12］向阳.院前急救病历书写的基本要求及特点［J］.中华急诊医学杂志,2004,13(2):1.

［13］王昕.加强院前与院内急救链接的管理［J］.护理学报,2008,15(7):65-65.

［14］王国文,张宁,谢戍圆.探索电子病历在急救医疗工作中的应用［J］.中华现代医院管理杂志,2010,8(7):15-18.

［15］张敏秋.院前急救电子病历档案的开发和应用探讨［C］.江苏省档案学会2018档案学术交流会.江苏省档案学会,2018.

［16］李华."无线电子病历系统"在院前急救中的研究与实现［J］.科技创新与应用,2015,5(30):1.

［17］俞孝勇,卢爱兰,张夏军.多专业团队联合教学查房模式在康复见习带教中的应用［J］.中国高等医学教育,2018,32(1):2.

［18］梁艳虹,薛磊,牛红育,等.多学科联合查房有助于提高全科医师临床能力［J］.中国病案,2016,17(4):4.

［19］王瑞,房树志,刘建平.多学科联合查房模式探讨［J］.中国卫生产业,2013,10(18):2.

［20］裴振安,潘奔前,蒲应炎,等.教学活动记录本在教学工作规范化管理中的作用［J］.中国保健,2007,15(19):1.

［21］周丽娟.战创伤急救器材及急救技术的研究进展［J］.解放军护理杂志,2010,27(23):1789-1792.

［22］殷晓峰,王天兵,寇玉辉,等.适合中国国情的严重创伤救治信息联动预警呼叫系统的建立［C］.第五届全国交通伤与创伤数据库学术交流会暨第十六届全国创伤学术交流会.2012.

［23］葛魏巍,杨琍琦,项和平,等.呼叫联动预警系统救治严重创伤患者的临床效果［J］.创伤外科杂志,2014,16(4):2.

［24］Jackson, N., Waters, E. Criteria for the systematic review of health promotion and public health interventions〔J〕. Health Promotion International, 2005, 20（4）: 367 - 374.

［25］Robertson A, Minkler M. New health promotion movement: a critical examination 〔J〕. Health Education Quarterly, 1994, 21(3):295 - 312.

［26］Kumar S, Preetha GS. Health promotion: an effective tool for global health 〔J〕. Indian Journal of Community Medicine: Official Publication of Indian Association of Preventive & Social Medicine, 2012, 37(1):5.

［27］Flora JA, Maibach EW, Maccoby N. The role of media across four levels of health promotion intervention 〔J〕. Annual Review of Public Health, 1989, 10(1):181 - 201.

［28］Fennis BM. Advertising, consumer behaviour and health: exploring possibilities for health promotion 〔J〕. Journal of Medical Marketing, 2003, 3(4):316 - 326.

［29］Lee M, Lee H, Kim Y, et al. Mobile app-based health promotion programs: a systematic review of the literature 〔J〕. International Journal of Environmental Research and Public Health, 2018, 15(12):2838.

［30］Deutsch JE, Myslinski MJ, Kafri M, et al. Feasibility of virtual reality augmented cycling for health promotion of people post-stroke 〔J〕. JNPT, 2013, 37(3):118 - 124.

［31］Mygind L, Kjeldsted E, Hartmeyer RD, et al. Immersive nature-experiences as health promotion interventions for healthy, vulnerable, and sick populations? A systematic review and appraisal of controlled studies 〔J〕. Frontiers in psychology, 2019, 10:943.

［32］劳动观察."上车即入院"实现无缝救助,数字化转型重塑"智慧急救"体系.〔EB/OL〕. 〔2023 - 07 - 07〕. https://www. 51ldb. com/shsldb/jk/content/01892ddf9f6bc0010000 df844d7e124a. htm.

第六章 序贯医疗的标准流程与质控方案

明确的步骤和规范的操作可以确保序贯医疗的连贯性和高质量,通过标准流程与质控方案的制定与执行,能够监测和评估序贯医疗的实施效果,从而不断优化服务流程。

第一节 集成化创伤中心建设

在创伤中心救治流程中应用"序贯医疗"模式,覆盖整个创伤救治的每个环节,其融合院前、贯通院内,体现出连续性、延续性的特点,可以有效提升创伤患者的救治的成功率,降低创伤的致残率。

创伤中心的建设是一项复杂系统工程,需要考虑人力、物力、财力等多种要素的投入产出均衡。系统最优目标的实现,需要对决策、计划、组织、指挥、协调、评价等复杂过程中的各个环节进行优化。基于"序贯医疗"理论建设的集成化创伤中心,实现了院前院内之间"上车即入院"的高效衔接。其将多发伤、复合伤的抢救、损伤控制手术的实施,以及创伤患者的住院与康复,一并纳入一体化"序贯医疗"体系,为创伤患者提供"一站式"服务。集成化创伤中心建设是对"序贯医疗"理念的具体实践与应用。

一、国内外创伤中心建设现状

创伤中心的概念最早起源于美国,20世纪50年代,美国政府开始关注到因车祸、家庭事故等造成的创伤问题。1966年,美国在马里兰州成立了第一个创伤中心。此后,美国各地开始设立专门的创伤中心,处理急性创伤患者。创伤中心的建设在20世纪80年代开始在全球范围内扩展。许多国家开始认识到创伤中心在救治创伤患者、提高救治成功率方面的重要性,纷纷建立起自己的创伤中心。与此同时,创伤中心的管理模式也得到了进一步的发展和完善。

自20世纪80年代改革开放以来,我国工业化不断发展,高能量损伤呈现出逐年增多的趋势,创伤外科也随之萌芽并逐渐壮大。回顾过去40年的历史,创伤外科的救治模式虽一直在摸索中稳步发展,但与美国、英国等创伤救治体系相比,国内仍缺乏独立创伤中心的建设经验[1]。在空间配置上,专用于创伤中心的独立抢救复苏单元在国内未曾有医院进行报道,治疗室、留观室也多与其他专科共用,这难免会挤兑危重患者的医疗资源,增加院内滞留时间,延误治疗。在诊疗模式上,国内常见的主要有以下3类:①由急诊外科主导、多学科配合的救治模式;②多学科合作的创伤团队救治;③专科为主的多学科会诊模式[2,3]。目前大多数医院仍实行第三种模式[2-4],虽然整体救治效果良好,但弊端也是显而易见的。多学科会诊模式在危重症患者的诊疗程序方面容易出现缺乏主导、信息重复、时间空置等情况,在诊疗理念方面容易出现诊疗思维片面化、治疗方案不统一、治疗顺序难确定等情况,这些客观存在的弊端很可能使危重患者丧失最佳的救治机会,从而增加了患者致残率或死亡率。而第一、二种模式更接近于国外成熟的创伤中心急救模式,分别侧重急诊外科的主导和多学科的团队合作。对于多学科合作的创伤团队模式,国内已初具规模,但本质上并没有针对创伤作出区分,创伤与其他急重症仍是综合收治;对于急诊外科主导、多学科配合的救治模式,由于顶层设计的缺乏,国内目前对此的尝试仅流于书面。

二、集成化创伤中心建设模式

危重创伤患者的抢救过程是一场与时间的赛跑,而创伤中心的建设肩负着保障人民生命健康的重要使命。针对严重创伤患者的救治研究显示,相比非创伤中心的医院,创伤中心的救治能够降低25%的死亡率[5,6]。然而,创伤中心的建设是一项复杂系统工程,需要考虑人力、物力、财力等多种要素的投入产出均衡,系统最优目标的实现需要对决策、计划、组织、指挥、协调、评价等复杂过程中的各个环节进行优化。

考虑创伤患者的就诊场景,建立动线模型和拓扑结构分析模型,如图6-1所示。创伤中心的功能建设需要与创伤患者的救治需求相匹配,针对救护车来院患者、自行来院患者、抢救患者、住院患者等情况建立个性化就诊流程,以此为基础形成创伤中心的理想动线。为了确保创伤救治效率,最大限度地减少重复流动,创伤中心应当设置高度集成化的专业空间,将人员、场地、设施、设备等要素从传统科室分离出来,再重新打包集成为具有创伤救治专业属性的模块,根据诊疗动线设置,结构化嵌入创伤中心,尽可能地缩短转运路线、降低排队时间、减少重复流动,保持绿色通道畅通,实现创伤中心的精益化管理。

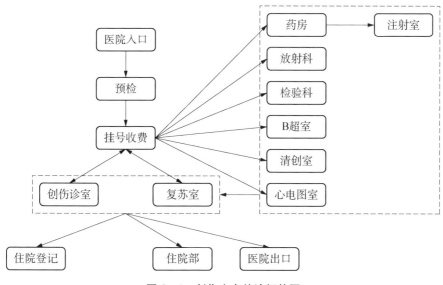

图6-1　创伤患者就诊拓扑图

集成化创伤中心是以挽救生命为核心、以损伤控制为关键技术,通过设置独立的创伤救治空间系统、设立专门的创伤综合救治决策部门及诊疗团队,集成场地、人员、设施以及相关诊疗环节,一体化承载学科建设与技术应用的现代化创伤救治平台。其中,集成化主要体现在空间集成化、专业集成化、功能集成化、管理集成化四个方面。凭借空间集成化与功能集成化的优势,可以缩短患者在不同救治功能区域转运停留时间,为确保"绿色通道"的通畅运行提供了"硬件支持"。依托管理集成化和专业集成化,创伤中心具有主导多学科诊疗的能力,可以为"绿色通道"的高效实施提供"软件支持"。

(一) 空间集成化

空间集成化的核心在于,开辟独立的创伤中心空间,将抢救、复苏、检查、诊疗、观察等创伤救治功能单元集中到相对独立且较少打扰的同一空间场地,最大限度地减少危重创伤患者在院内诊疗活动的时间和距离,降低风险、提升效率。

一体化空间能够有效避免不必要的干扰,以免延误治疗,为患者提供高效率的医疗服务,在"黄金一小时"的狭窄时间窗中争取更多抢救时间。目前,我国绝大多数地区的创伤中心建设并未在空间上与其他外科、内科急症的救治区域分离,一些规模较大的医院会预留创伤抢救专用床位,但复苏室等大型空间通常是共用状态。这种情况下,某些感染性疾病对环境造成的污染可能会影响创伤患者的开放性伤口,而创伤患者的紧急抢救过程也可能会对其他患者的诊疗产生影响,甚至造成不良后果。

创伤中心高度集成的专业救治空间单元能够减少影响救治效果的混杂因素,对于动线规划和人员安排可以做到精细化。集中的功能区域和紧凑的救治空间,一方面缩短了患者在抢救、诊疗、手术、观察等不同功能区域转运的时间,另一方面也减少了医务人员的无效活动,保障了抢救设备、治疗药物等医疗资源的高效调度,使整个救治流程始终保持在创伤中心的空间范畴,为患者提供快速、全面的诊疗服务。集成化的创伤中心可以具备独立的诊室、清创室、治疗室、创伤抢救与复苏室、留观室等功能单元空间,通过预留 120 专属进出通道,始终保持绿色通道畅通,以加快转运效率,缩短转运时间。为方便抢救和及时观察患者病情变化,可以在集成化创伤中心设置独立的医生办公室、护士办公室和值班室,并为信息化设备、辅助诊疗器械的管理配套建设相关机房、库房等设施。集成化创伤中心的布局概念图如图 6-2 所示。

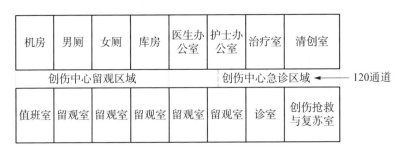

图 6-2　集成化创伤中心布局概念图

（二）功能集成化

功能集成化的核心在于，在创伤中心场地有限的情况下，科学设计创伤救治主阵地，优化创伤中心与院内其他相关合作部门的动线与空间，使得多学科合作的空间效率最优、时间成本最低。

创伤救治需要紧急手术，除了转运路径最短，创伤中心还需要集成完整的救治功能。创伤患者往往是开放性的伤口，外科手术对于无菌操作的要求较高，创伤中心需要配备独立的手术器械、物资和耗材，确保抢救工作的安全快速开展。一般医院的手术室是以各科室共用为前提设计建造的，从布局的角度虽然考虑了外科患者的转运路线，使手术室尽可能地靠近住院部，但对于大型综合性医院而言，住院手术室与急诊科室的距离相对较远。因此，创伤中心可以在急诊区域设置独立的手术空间，实施部分损伤控制手术，完善集成化空间的抢救功能，减少转运途中的风险性，增加抢救成功的可能性。对于伤情相对轻微的患者，可以在清创室和诊疗室配备清创缝合术、夹板固定术、石膏固定术、换药术等常规操作所需治疗物品，为创伤患者提供独立的治疗功能区域。创伤中心的诊室可以用于接诊自行来院的患者，观察室可以用于收治需要留院观察的患者，在功能上实现轻症与重症的集成化管理，但在创伤中心的空间内需保障不同功能单元的分离，以避免人员混杂造成医护人员注意力分散而顾此失彼。

创伤中心的功能集成化是从整体出发，形成工伤事故、交通事故与自然灾害等突发事件应急响应的能力，向前实现院前急救延伸，向后实现术后营养功能康复，建设"平急结合"的多功能平台。有条件的大型综合性医院还可以配备直升机停机坪，形成海陆空立体化救援体系，提升整体救援能力。除了抢救功能，创伤中心还应优化一站式功能保障，提升急危重症患者的"绿色通道"效率，减少因挂号、收费、检查、检验、治疗操作等过程中可能带来的救治时间延误，争取缩短停留时间。对于轻症患者，创伤中心可以设置专用自助挂号、缴费机器，加强信息化与移动应用建设，多样化满足患者便捷挂号与支付的需求。创伤中心的功能集成化有助于提升批量伤处置能力、救援储备能力和应急响应能力，充分应对紧急事态，保障人民生命健康。

（三）管理集成化

管理集成化的核心在于，成立或指定创伤多学科中的某一独立科室对创伤中心进行属地化管理,成为整个创伤中心运转的承载和枢纽。以往,多科室之间协作效率有限,反复会诊和分区检查会耽搁时间,造成创伤院内复苏与确定性治疗的中间衔接过长,严重影响创伤救治效率。

管理集成化强调以创伤中心作为平台,对创伤专属救治空间内的整体创伤救治过程及其所涉及的人、财、物进行属地化管理。秉承"应收尽收、应治尽治"的救治原则,由创伤中心的医护团队主导危重症患者的诊疗程序,肩负起临床决策的职责,引导并联合各专科,迅速展开救治。目前,我国创伤救治模式以专科主导的多学科会诊为主,但各科室存在专业壁垒,且多科专家不在同一时间熟悉病情,相互之间沟通交流不畅,对患者缺少整体把握,导致协作存在盲区,缺乏科学的联动机制,严重削弱了诊疗的效能。属地化的创伤中心管理模式能够最大限度发挥创伤中心的平台作用,强化独立临床决策,而不仅仅依靠多学科会诊,这对创伤中心医务人员的综合素养提出了高要求。

为实现创伤中心的集成化、属地化管理,需要配备专岗医生和护士,通过设置若干急救组,交替轮转、平急结合对创伤救治任务进行统筹,协调医疗资源、引导多学科合作,共同管理创伤救治全流程医疗服务。特别需要指出的是,应当授予创伤中心的救治团队高于传统临床科室的救治权限,以便在关键时刻突破专业壁垒、独立完成全程急诊救治。每位成员都需要具备创伤患者转运、护理、膳食等方面的基本医疗知识,一站式保障创伤中心患者的医疗护理和后勤服务。集成化管理模式确保了创伤中心救治团队的医疗主导性,能够为患者提供高质量的医疗服务。

(四) 专业集成化

专业集成化的核心在于,创伤中心的医疗团队,特别是进行属地化管理的相关科室,必须至少具备"生命支持—损伤控制"的独立医疗能力,可以充分应对多发伤、复合伤等复杂危重创伤患者的综合救治,将"首诊负责制"提升为"首诊治疗制"。

通常情况下,单一临床科室的综合能力有限,知识和专业技能覆盖不全面,专科化趋势明显。面对急危重症患者的复杂伤情,大多依赖多学科会诊,整体观念不足,可能延迟救治时间,甚至影响救治效果。创伤中心的救治效率与患者死亡率和致残率密切相关，早期的快速评估、迅速复苏、再评估和手术等相关措施必须快速而准确，这需要创伤中心的医疗团队集成创伤相关学科领域的专业知识、技术和技能，以支持独立决策，实现一站式救治。

由于创伤救治的复杂性，创伤中心的医生需要一专多能，能力覆盖创伤骨科、神经外科、普通外科、胸外科、泌尿外科、重症医学等相关学科，以确保能够在第一时间对创伤患者进行全面的伤情评估，在短时间内作出正确的判断并实施确定性救治措施，包括损伤控制性手术和重症监护治疗，一站式启动患者生命支持。集成化创伤中心通过各个学科的深度合作，在各个专业之间形成高度协同的工作模式，实现对重大创伤患者的及时、高效、全面的诊治。

三、集成化创伤中心的价值重建

（一）"首诊治疗制"的模式创新

2018 年 4 月，国家卫生健康委员会印发《医疗质量安全核心制度要点》，将"首诊负责制度"列为 18 项医疗质量安全核心制度的第一条，要求患者的首位接诊医师（首诊医师）在一次就诊过程结束前或由其他医师接诊前，负责该患者全程诊疗管理的制度。序贯医疗通过创伤救治全流程体系建设，促进了社会预防、院前急救、院内救治和院后康复的全要素生产率提升。特别是在院内救治实践中，依托序贯医疗理论建设集成化创伤中心，搭建立体化医疗空间，在空间配置、人员管理上具有独立性，在专业能力、功能定位上又具有整合性，使创伤中心能够主导创伤救治的综合决策。在此基础上，集成化创伤中心能够将"首诊负责制"提升为"首诊治疗制"，降低协调成本，提高危重症患者救治成功率。这意味着，首位接诊医师不仅要负责患者全程诊疗管理，更应有能力承担危重创伤患者的全程救治，这对医护技能水平提出了更高的要求，也是集成化创伤中心的核心价值。

（二）创伤中心服务质量优化

创伤中心服务质量的优化体现在优化服务流程、创伤就诊效率个性化评估、加强创伤中心医护人员考核、增强服务意识、管理体制优化和信息化序贯医疗服务 6 个方面。首先，从患者感受和专家意见中得到创伤中心服务流程优化建议，以信息技术手段减少患者的院内奔波之苦，以人性化提示提升患者就医体验,以就诊流程优化减少服务的冗余环节。其次,以创伤严重程度进行分层分组,设计院内滞留时间评价标准,以其所涉环节的多少进行就诊效率的个性化评估。再者,对每位医生和护士分别进行月度处理患者加权平均时间的统计,量化考核医护诊治效率和服务意识。管理体制优化方面,集成化创伤中心拥有独立空间,集中设置了创伤复苏室、清创手术室、创伤诊室、留观室等创伤救治的专属功能,并规划了救护车入院、检验检查、住院手术、重症监护的专用通道;以整建制急诊外科作为平台科室对创伤中心进行属地化管理,打破专科壁垒,减少了多发伤患者的科间流转。最后,通过信息化技术的应用,将患者原本需要多次往返的挂号收费处、医技化验科室相关服务集成起来,在创伤中心诊区实现"只动手,不动腿"的就诊体验。以数字信息化手段将创伤患者的"院前急救—院内急救—住院—院外随访"的就诊链串联起来,形成信息通畅、服务连续的序贯医疗服务。

(三)智慧城市创伤急救网络建设

序贯医疗围绕院前、院内、院后共同诊疗的患者,通过电子信息平台达成基于病例交集的患者救治信息共享,在数据隐私保护的基础上建立全过程创伤数据库,促进调度中心、急救中心、综合医院、社区医院、康复医院、疾控中心等单位的多边互动与流程协同,搭建创伤急救网络,为智慧城市建设提供数据引擎,保障创伤救治全过程的有序性、延续性和连贯性。通过统一信息平台整合多中心资料,建立创伤急救大数据库,支持序贯医疗的高效决策,从而实现集成化创伤中心医疗资源的优化配置。在序贯医疗的合作联盟框架下,创伤急救网络的数据采集更易实现标准化、结构化、规范化,从而保障数据质量和数据安全。创伤医疗大数据的高效整合利用不仅提升了城市创伤急救工作的智慧性,也能够促进创伤临床救治规范研究,推动创伤医学的高质量发展。

进一步地,统筹社会资源直达基层开展创伤救治科普,及时做好政策解读、知识普及和舆情引导等工作也是创伤中心的重要任务。我国居民对急救知识和技能的掌握程度不高,居民心肺复苏掌握率不足 1% [7]。通过各类资源集成以及序贯医疗的联盟合作,集成化创伤中心得以联合各单位开展面向社会大众的急救和健康宣传教育,提高公众健康意识、自救和互救能力。通过制度建设、技术提升、管理创新、社会参与和文化支撑,以集成化创伤中心为核心的网络化的结构增强了城市创伤急救体系的韧性,是城市治理能力现代化水平提升的重要体现。

第二节　院前院内联合教学查房

在急救医疗领域,院前急救管理是至关重要的环节,它直接影响到患者的生命安全和后续治疗效果甚至关乎疾病的转归。序贯医疗体系强调的是全流程、系统化的医疗管理。通过建立序贯病史,进行序贯医疗查房,能够有效加强院前院内的信息沟通交流共享。通过序贯医疗,院内医生可以获得患者主要病情信息如受伤机制、急救措施等,为救治方案提供重要参考,大大提高了医疗资源的利用效率。院前医生可以了解患者入院后的检查结果、治疗措施等情况,跟进病情的进展,同时也能帮助提高自身急救处理技能。作为序贯医疗重要环节,院前院内联合教学查房,是院前院内医生之间沟通的最佳途径,可以通过院前院内协作提高医疗质量,也可以通过院前医生到医院查房加强医患之间的沟通,提高患者满意度。

一、序贯联合教学查房标准

序贯医疗在实施院前院内联合教学查房的过程中,需要完善病史记录,搭建院前院内信息共享平台,不同环节需要通过标准化的方式进行统一规范。

建立标准化序贯医疗病史是联合教学查房的重点要素,标准化记录病史可以确保患者在不同医疗机构的信息能够统一规范,院前院内医生可以获得准确的信息。完整的序贯医疗病史包含院前急救和院内诊疗两部分的病程记录。院前和院内虽然隶属于不同的医疗系统,但是院前急救和院内诊疗的医疗记录内容应该基本一致。院前急救工作时经常有很多不确定因素,时间很难控制,且院前急救的医疗记录需要在短时内完成,所以院前急救的医疗记录较为精简。院内诊疗有较完善的检查结果和诊疗措施的记录,所以院内医疗记录相对较丰富。同时,院前和院内医生对医疗记录的需求关注点不同。院前医生比较关注患者在院内检查的结果,包括体格检查的阳性体征和实验室、影像学检查阳性结果。院内医生比较关注患者的受伤机制、发病因素及急救处理措施。因为两者需求的不同及医疗记录的形式不一致,所以需要统一标准化的病史录入。既能让医生能快速完成医疗文书记录,又能统一获得双方需要的医疗信息。

标准化序贯医疗病史,包括院前医疗记录和院内医疗记录两个部分。院前医疗记录主要包括到院生命体征(T 体温、P 心率、R 呼吸、BP 血压、指脉氧/氧饱和度等),辅助检查(急救时的心电图、血糖等),急救措施(输液、支具固定、心肺复苏等)。院内医疗记录主要包括阳性体征,特殊阳性检查结果(血液生化检查、影像学检查等),入院诊断,治疗措施,出院诊断,转归方式(未入院、住院治疗等)。

许多地区院前院内隶属于不同医疗系统,彼此之间存在信息壁垒,为了能将患者信息及时交流共享,需要搭建共享医疗信息平台。公共信息平台可以集成标准化病史数据,通过信息化手段实现患者信息的实时传输和共享,提高院前院内医生获取病史信息的效率和准确性。信息平台需要采用相对局限且半封闭的架构,只有被授权的医生才能使用,同时还需要配备管理员实时监控维护,以保证信息安全。

二、联合教学查房的标准流程

院前急救医务人员的工作通常在院内交接完成后结束,无从得知送诊患者的后续治疗和康复情况,更难以验证自身判断和采取的现场救治措施是否准确。长此以往,院前急救人员的技术能力水平提升受到限制。序贯医疗联合教学查房为院前院内的人才双向互动提供了有益机会。一方面,院前急救人员能够了解送诊患者的后续治疗进展,并根据患者和院内救治医生的反馈提升院前医疗服务水平;另一方面,院内救治团队也能够充分掌握第一现场情况,更加全面地制定诊疗方案。

建立序贯医疗联合教学查房的标准化流程,有助于规范院前院内急救团队的沟通协作,确保患者得到全面、连续的医疗服务。具体实施过程分为五个阶段,包括发起、准备、实操、总结和考核,如图 6-3 所示。

1. 查房发起阶段

院前急救医生和院内救治医生均可主导发起序贯医疗联合教学查房。为确保查房病例的适宜性与教学质量,查房申请应由院前院内双方教学干事共同

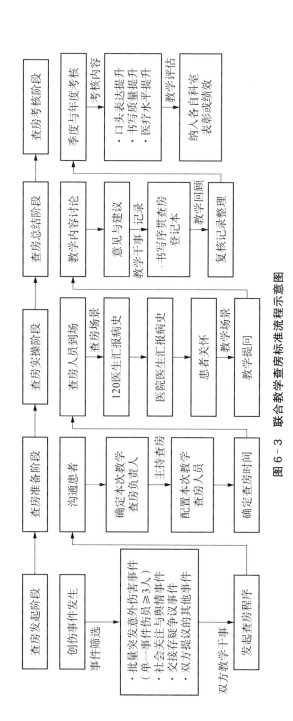

图 6-3 联合教学查房标准流程示意图

筛选,确定最终的查房病例。例如单一事件伤员人数超过 3 人的批量伤害事件、社会关注与舆情事件、交接存疑争议事件,以及双方提议的其他事件等。

2. 查房准备阶段

院内分管床位的医生须提前与患者做好沟通工作,取得患者及家属的同意和配合。正式查房前,需要确定参加查房的人员名单,包括实施现场急救的院前急救车组人员、院内接诊医护人员、院内负责患者诊疗的医疗救治团队等。确定联合教学查房主持人,一般由承担教学责任的高年资医师担任。确定教学查房时间,一般安排在患者生命体征稳定 24 小时后或严重创伤手术治疗病情稳定后,故查房时机通常由院内医疗教学干事判定。

3. 查房实操阶段

查房实操阶段与一般教学查房流程类似,按"三部曲"即示教室—病房—示教室三阶段实施。示教室可以作为序贯医疗联合教学查房病例汇报及讨论的场所,院前院内双方参加联合教学查房的人员先简短自我介绍,熟悉各自工作情况。由联合教学查房主持人提出教学查房目标,介绍查房床位号、患者姓名,交代查房重点和难点内容,并指出查房过程中的注意事项。

参与查房的院前院内医务人员集体前往病房查房并进行患者关怀,院前急救人员站位于患者病床左侧,院内医护人员站位于患者病床右侧,便于查体;院前当值急救人员及院内床位主管医师分别位于患者头侧,便于交流沟通;院前院内联合教学查房主持人站位床尾。首先,由床位主管医师向患者说明查房目的,做好解释工作。其次,先由院前急救医生汇报现场急救处置及转运送医情况,再由院内救治医生汇报病史,重点说明患者到院时状况、主诉、病情特点、入院检查、诊断及救治过程,包括用药情况、手术情况等。然后,由教学查房主持人补充询问、核实病史,并对患者进行重点体格检查,突出疾病特点和专科检查,检查过程中应注意顺序准确、手法规范,体现爱伤观念,动作轻柔。最后,院前院内医务人员需要特别关注患者生理心理的感观感受,可以对患者及其家属进行有针对性的科普,与患者言语沟通应注意保护患者隐私,用语通俗易懂并体现人文关爱。

病房查房结束后回到教学场景,由查房主持人总结患者病史特点,围绕教学查房目标对病例展开讨论。以多媒体为载体,典型的体征、有鉴别诊断意义的重要图片和影像学资料需有所体现并重点讲解,院前院内医务人员结合工作实际,对交接、诊疗过程中存在的问题进行深入沟通交流,讨论如何进一步改进急救措施,促进院前院内的协同救治;主持人讲解典型病例的诊治新进展以及最新临床指南和路径等,总结并提炼急救流程、诊疗方案的改善策略,以便后续落实管理,持续提升医疗服务质量。

4. 查房总结阶段

进行教学内容讨论,由教学干事书写序贯查房登记本,记录查房要点及反馈意见,定期进行复核整理,形成规范。例如,创伤中心的序贯查房总结应重点围绕多发伤、复合伤的伤情评估、院前和院内处置要点、患者后续治疗方案进行交流。做好教学查房记录,并对同类疾病的救治处理要点、难点等进行归纳总结,能够方便其他医务人员的知识与技能学习,促进院前院内医疗服务水平的同步提升。做好登记管理工作,将所有资料归档保存,也能够为后续科研工作的开展提供数据支持。

5. 查房考核阶段

定期开展联合教学查房考核有助于强化院前院内医务人员的学习意识,检查学习效果并及时调整教学内容,推动联合教学查房的常规化、规范化。按照月度、季度或年度划分考核周期,多维度考查临床医师能力,包括口头表达、书写质量、急救处理能力、临床思维等医疗水平的考核。全面评估院前院内医务人员的能力提升情况,并将评估结果纳入各自科室绩效考核,对表现优秀的医务人员进行表彰,激励医务人员的主动参与、积极学习和自我提升。

三、序贯医疗联合教学查房案例

基于标准化流程规范,一些地区的综合性医院与院前急救中心已经长期开展了序贯医疗联合教学查房实践,促进了医疗机构、急救中心和患者的多边互动,对提升救治协同、改善医患关系起到了重要作用。

(一)沉默患者序贯查房举例

病史简介:患者,男,60 岁。患者因入院前 2 小时外伤致鼻部裂伤,流血;胸腹部疼痛,四肢多处皮肤挫伤、流血。120 院前急救予以止血包扎后送至某医院急诊创伤中心。经创伤中心检查治疗后病情稳定,启动序贯医疗联合教学查房。本次查房目的是交流"多发伤、复合伤"现场急救注意事项,提高院前急救的判断、评估、处置能力,加强医患沟通,加强对老年患者的人文关爱。

1. 序贯医疗查房准备

现场急救的院前当日值班医师汇报现场救治情况:路人发现患者倒在地上,面部有流血,随即呼叫120。120急救医师到现场评估周围环境安全后,为患者做简单的全身检查,发现鼻子有伤口出血,右侧胸部有压痛,无腹痛。予以简单处理(包扎、开放静脉补液维持)后送往医院的急诊创伤中心。

急诊创伤中心住院医师汇报入院后诊疗经过:患者入院2小时前因醉酒后外伤致鼻部裂伤,流血;胸腹部疼痛,四肢多处皮肤挫伤、流血。无意识丧失,无胸闷气促,无大、小便失禁,无明显肢体活动障碍或肢体抽搐等表现,未诉双眼视物障碍,由120送至我院急诊创伤中心。查头颅CT:两侧鼻骨及鼻前棘骨折,左侧额窦、两侧筛窦及上颌窦积液、积血可能。胸部CT:右侧第9前肋骨质断裂,右侧第11后肋骨皮质欠光整。上腹部CT:右肾挫伤伴包膜下血肿可能大。腹部CT增强:①右肾挫裂伤伴包膜下血肿,肝右叶挫裂伤可能,腹腔积液。②肝右叶囊肿;左肾囊肿。附见:两侧胸腔积液伴两肺下叶部分不张;右侧第9肋骨折,第11后肋局部骨皮质欠光整。

目前诊断:右肾挫伤,右肾包膜下血肿,肝挫伤,右侧第9、11肋骨骨折,鼻骨骨折,四肢皮肤挫伤。

2. 序贯医疗查房实施

查房主持人(医疗急救中心)询问下级医师关于患者的受伤情况及后续治疗情况。进行体格检查发现有右侧肾区有叩痛。嘱患者戒烟酒,配合检查及治疗。

3. 序贯医疗查房讨论

急诊创伤中心上级医师:患者为多发伤、开放伤,现场急救评估是首要的。虽然有时患者发病时现场检查无殊,但要注意后续病情变化,因为有时内脏损伤出血是进行性的,所以要密切观察患者的生命体征、意识等变化。

医疗急救中心上级医师:在急救现场要多关注那些"沉默"的患者,尤其要关注反应差的患者。院前急救医师在查体时应多注意查体的阳性结果,而不是患者的自述。因为患者外伤当日有大量饮酒史,可能会影响患者意识及表达,无法正确表述身体状况。

医疗急救中心上级医师:①评估伤者情况,予以开放静脉通路,及时补液支持。急救环境有时非常恶劣,需要提高急救医师静脉注射的技术,有时在颠簸的急救车上需要输液等,都要求院前急救医师练就过硬本领。②现场急救的环境安全也非常重要,急救时一般都需要先评估现场环境是否安全,既要及时救治,也需要保证救援人员的安全。③伤者在转运时要严密监测患者生命体征及神志意识等变化。多发伤在包扎转运时要注意是否存在活动性出血,若有则应及时止血,加压包扎。怀疑有骨折时要固定,并在转运时防止二次伤害。转运时注意与患者交谈,既可以观察患者意识变化,也能做好人文关怀。

(二) 病史与伤情不符合的患者序贯查房举例

病史简介:患者,男,45 岁。患者由 120 院前急救预报高处坠落,通过绿色通道送入急诊创伤救治中心。经创伤中心检查治疗后病情稳定,启动序贯医疗联合教学查房。本次查房目的是加强院前急救与和院内救治的信息共享,开展高能量创伤患者的评估教学,促进绿色通道效率提升。

1. 序贯医疗查房准备

急诊创伤中心住院医师汇报入院后诊疗经过:患者因高处坠落致全身多处疼痛 1 小时由 120 送至急诊创伤中心。查体发现患者生命体征尚可,双侧瞳孔等大等圆,对光反射存在。腰背部疼痛明显,腰背部活动受限。在创伤复苏室,监测生命体征,完善检查,胸部 CT 示左侧第 8～10 肋骨骨折,第 10、11 胸椎左侧横突骨折。其余影像学检查未见明显异常。收入院后予以止痛消肿等对症支持治疗,目前全身状况良好。目前诊断:左侧第 8～10 肋骨骨折,第 10、11 胸椎左侧横突骨折。

急诊创伤中心上级医师:患者当时预报为 7 楼高处坠落,考虑有高能量创伤风险,具备启动创伤中心救治绿色通道的重要指征。但患者来院后查体与高坠伤不符,故需要院前急救人员进一步告知现场救援情况及处理措施。

现场急救的院前当日值班医师汇报现场救治情况:患者确系从 7 楼坠落,但幸运的是,其坠落过程中挂到了 5 楼的晾衣杆上,阻止了其继续下坠。在救护车到达现场后,医疗救护人员和消防员共同把患者从 5 楼的晾衣杆上解救下来。所以确切地说,患者的坠落高度约 2 层楼高。在转运过程中对其进行生命体征的监护,开放了静脉通路,约 5 分钟车程送达急诊创伤中心。

2. 序贯医疗查房实施

主持人(医疗急救中心)询问下级医师关于患者的受伤情况及后续治疗情

况。进行体格检查。嘱患者如有不适应及时告知医师,并配合检查及治疗。

3. 序贯医疗查房讨论

医疗急救中心上级医师:院前急救是发现患者伤情的第一现场,院前急救人员应该加强基本功训练,准确判断患者的伤情严重程度,采取正确的应对措施,将急救的窗口提前,提高患者的生存率。若患者存在肋骨骨折的可能或者有肢体损伤的表现,有必要进行相应的固定,比如使用四肢骨折的夹板、脊柱板、颈托等进行固定,以节省创伤患者整体的救治时间。

急诊创伤中心上级医师:严重创伤患者的抢救是在与死神赛跑抢时间,应一键开通绿色通道加速救治,缩短周转流程。诊断为严重开放性肢体创伤有 3 个必要条件:①属于高能量损伤;②有开放伤口且累及多种组织;③有即时生命危险或危及肢体成活,对肢体功能有严重影响,需要紧急规范救治。院前急救医护人员要锻炼判断能力,提升临床思维能力,同时加强预警机制。

高能量损伤的条件:①高处坠落大于 6 m,或 2 楼以上坠落;②汽车成员在事故中被抛出或同车有人死亡;③行人或骑车者/乘客,被高速(大于等于 40 km/h)机动车撞伤;④重物碾压伤,穿透伤(头颅、躯干、手腕或脚踝以上之四肢);⑤疑似骨盆骨折。生命体征不稳定的条件:①呼吸窘迫:呼吸小于 10 次/分,或大于 29 次/分;②收缩压低于 90 mmHg;③意识不清,GCS 评分小于 12。有上述情况的患者可以立即开通绿色通道。

四、联合教学查房的意义

(一) 促进院前院内急救人才的双向互动

院前急救与院内救治分属不同业务管理系统,院前急救医生通过到院内开展联合教学查房,可以获得救治过程中患者病因、检查结果及治疗方案、病情演变等全过程诊疗信息[8]。院前急救医生可以了解到现场急救时的判断及处理是否正确有效,同时院内医生也有更多机会了解患者的受伤机制、发病的诱因等等。通过院内查房,院前急救医生与院内医生在处理病患病情时能够实现更好的沟通与协作,从而促进医疗流程的融合与渗透。通过参与院内教学查房,院前急救医生对急救知识的学习兴趣得到了提升,也增强了他们自主学习的动力[9]。

序贯医疗教学查房优化了院前急救教学培训模式,使院前急救人员的教育更有针对性、延续性。鉴于我国医学院校没有统一的院前急救专业医学教材,国家也没有统一的院前急救医护人员的培训规范及考核制度[10],针对院前急救人员的教学培训显得尤为关键。由于院前急救涉及的医学知识非常广泛,它要求急救人员具备多临床科室的工作经验。为此,参与院内教学查房成为了一种有效的手段,它能为院前急救医务人员提供针对性、延续性的教学培训机会。医院急诊部在此过程中发挥着重要作用,不仅为院前急救人员提供院内教育查房的场地、特定的病种,还可以邀请院内临床专家进行指导,并制定教学的质控方案等。通过系统的教育培训,并形成良性循环机制,进而不断提升院前急救人员的专业素养和应急处理能力。

院内教学查房还可以提高院前急救人员救治效率。院前急救工作的客观特殊性使医疗活动局限于现场紧急救治与转运过程中的短暂救治,以对症处理为主,缺乏医疗行为的完整性,专业技能不能得到全面深度的发展。通过院内教学查房,院前急救人员可以知晓患者院内后续的治疗情况及转归,了解现场抢救给予患者的急救措施是否适当,及现场施救措施及转运对患者的影响[11]。急救人员可以针对性地加强基本功训练、提高对某些急危重症疾病的判断力及处置能力,将急救的窗口提前,降低患者的致残率,提高患者的生存率。院内教学查房为院前急救人员提供宝贵的临床经验,助力他们拓展临床知识及提升实践技能。

(二) 增强医患沟通与医学人文关怀

院前急救院内查房增加了院前急救人员与患者的交流。通过院内查房,院前急救人员意识到在现场急救及转运过程中,加强与患者沟通,既可以观察患者意识及生命体征变化,也能让患者感受到急救人员的关爱。当院前急救人员进行院内查房时,患者再次见到现场施救的医务人员回访,感激之情溢于言表。院前急救院内查房为医患沟通搭建桥梁,创新了人文关爱方式,提升了患者的就医获得感,让院前急救人员也能通过医患沟通实践人文关爱[12]。

院前急救医生在第一现场处置急危重症患者时,往往是单人作战,没有二线高年资医师指导及支持。通过院内教学查房可以建立紧密的工作联系,使得院内医生可以作为院前急救医生的有力后援团,并提供在线即时指导。不仅实现了院内医生可以提前介入患者的救治,还确保了患者在被送入医院后,院前和院内救治能够无缝衔接,而且院前急救医生也可继续参与后续的检查治疗工作[13]。真正做到院前院内一体化救治,提高患者的救治成功率[14]。

(三) 深化医防融合切实促进公众健康

通过院内查房,院前急救人员若了解到曾经救治的患者已转危为安并在逐渐康复,将大大增强其救死扶伤的责任感和职业获得感[15]。院前急救医疗服务水平提升,能让广大群众感受到急救医疗的高效与便利。通过院前急救医生到院内查房,增强全社会对院前急救的认可,营造全社会关心支持院前急救事业发展的良好氛围。

随着人民健康素养提高,健康教育也是临床医疗工作的一部分。进行健康教育,促进患者健康也是医务人员需要不断提升的能力之一。院前急救人员参与院内查房时,可以通过各种形式开展健康宣教,让患者理解学习急救知识的必要性。除了传播科学、正确的救护方法,还能将安全意识、健康知识普及到更广泛的社会群体,并提升广大人民群众对生命的敬畏感和主动施援的社会责任感。同时,这一过程也促进了院前急救人员自身健康科普能力的提升,形成了双向受益的良性循环。

第三节　院内院后延续性康复管理

早期康复治疗对创伤等急危重症患者的功能恢复、提高生活质量有着积极的促进作用。早期康复治疗能够缓解或改善患者功能障碍,预防肌肉萎缩、关节僵硬、压疮等并发症的发生,降低致残率,让患者尽早生活自理、回归家庭及社会。序贯医疗理论下的诊疗涉及创伤防治的全过程,救治链向院后延伸,形成院前—院内—院后全过程创伤防治体系。在院内—院后诊疗过程中搭建"医院—社区—居家"分层分级管理模式,为患者提供出院后康复指导与日常健康管理支持。

一、促进分级诊疗制度深化落地

分级诊疗制度是国际上公认的能够较为有效缓解民众"看病贵、看病难"

问题的制度设计[16]。世界各国分级诊疗模式的具体实践模式有所差异,但基本构成均包括以基层(主要是家庭或社区的全科医生)首诊为核心的"守门人"制度和双向转诊制度[17]。分级诊疗制度将疾病按照轻、重、缓、急及治疗的难易程度进行分级,要求不同级别的医疗机构承担不同等级疾病的治疗[18]。由政府主导,以社区卫生服务中心为载体,依托全科医生为社区成员提供安全有效、便捷适宜的基本医疗卫生服务。目的是达到治疗及时、效果良好,费用支出节省[19],促进医疗机构间的分工协作,实现对医疗卫生资源的有效配置[20]。

分级诊疗制度的试点开始于 2006 年,经过十数年的本土化实践与创造性转化,目前我国已构建出"基层首诊、双向转诊、急慢分治、上下联动"的基本模式。分级诊疗政策的目标在于,通过一系列的制度和机制设计,实现医疗卫生资源按照疾病发生规律进行优化配置,并发挥相应的治疗功能[21]。不难看出,分级诊疗制度设计中强调社区在医疗系统中的作用,通过提升基层社区的医疗承载量、活化社区医疗资源,让社区成为地区医疗蓄水池,尽可能地接纳、托底当地居民医疗需求。为促进分级诊疗制度的进一步深化落实,还需要解决以下几个主要问题。

1. 资源不均衡

分级诊疗制度是合理配置医疗资源、促进基本医疗卫生服务均等化的重要举措,但现实中仍存在着巨大的资源分布差异,从横向上看,区域间医疗资源分布差异显著,主要表现为全国范围内经济发达地区与经济欠发达地区的差异,以及城市内中心城区与城郊地区的差异;从纵向上看,医疗体系内二三级医院与社区之间资源配置差异显著,基层医疗机构的硬件、设备和人才等资源较为紧缺,三级医院对卫生人力资源也有一定的虹吸效应,导致一二级医院的专科发展、人才引进趋于弱势。

2. 管理不连贯

分级诊疗制度的核心在于双向转诊制度的畅通,社区能将处理能力之外的严重病患向上转诊,上级医院将康复病患向下转诊。但在实际实施中,管理不连贯造成的双向转诊失效时有发生,尤其是跨区域的转诊中,由于各地政策、管理模式不尽相同,转诊中的断点更多。部分地区正在探索以医联体为单位的双向转诊模式,由三级医院牵头,与下级医院、社区医院建立转诊体系,但转诊信息与患者实际就医流程亦存在不匹配的情况,例如社区医院通过双向转诊系统向上级医院转诊患者,但转诊流程复杂需要患者自行操作,后续患者并未到指定医院就诊,此次转诊的情况社区医院和上级医院均无追踪。为了避免医疗资源浪费,缓解患者就医难度,需要可操作性强的医疗服务管理,使得医疗服务真正做到连贯和延伸。

3. 体系不成熟

医疗体系内部的资源整合能力有待提升,当前医疗体系内的资源整合重心在于纵向整合,通过对不同级别的、不同水平的医疗卫生机构进行整合,形成自上而下或自下而上的医疗资源整合[22]。然而,医疗机构之间的协同程度不高,社会公众对不同医疗机构的功能定位和服务能力也明显认知不足。基层医疗机构的延续性康复诊疗护理功能未能充分发挥,导致二三级医院的病床使用压力较大,医疗资源整体利用效率有待提升。

4. 信息不通畅

综合性医院与基层医疗机构之间的信息不对称限制了患者病程管理的连续性、一致性,医患之间的信息不对称也容易导致矛盾和纠纷,不利于患者及时了解自身罹患疾病的发生发展情况,更难以参与医疗决策,主动开展健康管理。近年来,国家正逐步推进医疗信息化建设,破除各级医疗机构之间的信息壁垒。2022 年 7 月,国家卫生健康委联合国家中医药局和国家疾控局印发《"十四五"全民健康信息化规划》,提出在不断夯实信息化基础设施建设、持续推进"互联网＋医疗健康"便民服务与健康医疗大数据应用发展的基础上,通过开展互通共享三年攻坚、健康中国建设等一系列优先行动,推动全民健康信息化向数字健康跃升。目前全国各地正着力解决全民健康信息化发展过程中出现的实际问题,加快推动全民健康信息化建设。患者隐私与数据安全是医疗信息管理的重中之重,跨地区、跨机构的医疗信息协同机制也在探索之中。

二、以社区为纽带的康复序贯

(一) 社区在医疗体系中的重要性

社区在医疗体系中有着重要的位置,在家庭与医院之间起到重要的连接作用,是不同医疗环节中跨机构、跨系统序贯管理与联结协作的纽带。

社区医院在分级诊疗体系内承担着"基层首诊"与"双向转诊"的任务,是维系医疗体系运行不可或缺的一环。社区首诊,意味着社区医院是所在地居民寻求医疗服务的第一站,提供日常的预防保健与初级诊疗服务,是居民健康的守门员。"小病在社区、大病转医院、康复回社区",所谓双向转诊是指社区医院收到危重症患者及时转到大医院,而患者在大医院度过危险期后,及时下转到社区医院进行康复治疗。双向转诊是缓解看病难、看病贵的有效途径之一。

社区医院以基础医疗服务为主,以常见病、多发病的诊疗任务为主。但是目前我国社区医疗服务机构需求萎靡、就诊量较小。国家卫生健康委数据显示,2023 年 1～11 月,全国总诊疗量为 64.1 亿人次,其中,基层医疗卫生机构诊疗量为 22.4 亿人次,占总诊疗量比例为 35.0%,与国务院办公厅《关于推进分级诊疗制度建设的指导意见》中要求的"基层医疗卫生机构诊疗量占总诊疗量比例≥65%"仍有一定差距。

相较国务院办公厅《关于推进分级诊疗制度建设的指导意见》中提出的要求而言不难看出,当前基层医疗卫生机构的服务能力远未达到饱和,其应该承担的首诊、转诊、第一线照护等功能尚未完全发挥,基本医疗服务的可及性、协调性、连续性有待提升。在序贯医疗体系建设中,有必要进一步巩固社区在医疗卫生系统的重要地位,挖掘、加强社区的衔接功能,特别是提供患者院后康复护理及回归居家后的日常健康管理服务,在基层医疗卫生机构的承载限度与能力范围内,尽可能地发挥社区功能,探索建立完善的院内—院后延续性康复体系。

(二) 社区在医疗体系中的生态位优势

社区卫生服务中心等基层医疗卫生机构承担着日常诊疗、延续护理、预防保健、科普宣教等初级卫生保健功能,全国各地因地制宜出台了各类政策来扶持、发展社区基层卫生服务机构。以上海为例,"家庭医生"等创新制度的探索对医养融合起到了促进作用,通过衔接社区场景与居家场景,对病程进行跟踪管理,有助于提升患者对疾病的认知水平和参与主动健康管理的积极性;正在开展的"社区护理中心"建设也在着力增强社区卫生服务中心的基层医疗服务承载能力,经过申报、遴选与验收,2023 年上海市首批共创建了 36 家社区护理中心,共覆盖 15 个区①,全市社区共培养安宁疗护、PICC 维护、伤口护理等具有多项专科能力和适任岗位证的护士 2 600 余人,护理中心在硬件、人员、服务与设施上推进标准化建设,在日常护理服务的基础上,提升了社区在康复护理等方面的服务能力,为院内—院后的延续性管理提供了基础保障。

社区在医疗体系中具有显著的生态位优势和规模优势。基层社区卫生服务中心按照行政区划配备,在数量上与医院总数基本持平。2022 年末,全国医疗卫生机构总数 1 032 918 个,其中医院 36 976 个、社区卫生服务中心(站)36 448 个②。相较于二三级医院区位上多集中在经济发展水平较高的中心城区,社区卫生服务中心在基层覆盖广泛,分布更加均衡。再以上海市为例,根据卫生健康委披露的医疗机构统计数据,结合各个行政区划的面积与人口,可以测算上海市医疗资源分布密度与人均医疗资源占有量,分别如图 6-4 和图 6-5 所示。可以看出,医疗资源呈现明显的中心城区富集趋势,城郊区域医疗资源相对匮乏;从人均占有量来看,社区卫生服务中心是城郊医疗服务的主要提供方,托底了城郊居民的基础医疗需求。

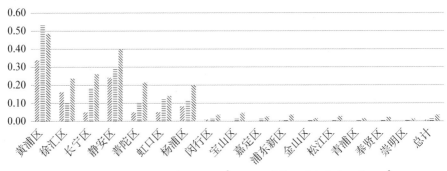

图 6-4　上海市各区医疗资源分布密度(每平方千米)

---

① 数据来源:上海市卫生健康委员会.上海市首批社区护理中心建设已完成,社区护理服务能级再提升,2023. https://wsjkw. sh. gov. cn/gzdt1/20231227/9d0871e970c94ddcbc010991d9146a36.html

② 数据来源:规划发展与信息化司. 2022 年我国卫生健康事业发展统计公报,2023. http://www. nhc. gov. cn/guihuaxxs/s3585u/202309/6707c48f2a2b420fbfb739c393fcca92. shtml

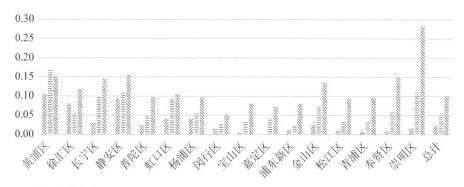

图 6-5　上海市各区人均医疗资源占有量(每万人)

　　此外,从病床使用情况来看,截至 2022 年末,全国三级医院的病床使用率为 79.8%,而一级医院仅为 51.6%,基层医疗卫生机构的资源闲置情况较为普遍,社区卫生服务中心在序贯医疗体系建设中的功能发挥大有可为,充分开发社区的医疗资源与护理人才优势,让社区成为衔接院内救治与院后康复的纽带,对缓解综合性医院的就诊压力、提升社区医疗服务质量具有重要意义。

三、面向慢性创面护理的社区实践路径

　　序贯医疗的院后护理体系,是经过严格的调研、规划、实践后,经过多次修改迭代后,建立起的科学、规范、严谨的医疗实践模式。随着老龄化程度的日益加深,慢性病导致的慢性难愈合创面逐渐增多,对老年人的延续性健康管理提出了挑战。

　　慢性难愈性创面(以下简称"慢创")是指体表皮肤或组织破损后,由于持续感染、创面形成细菌生物膜、长时间处于炎症期、表皮无法对修复性刺激做出反应等多样因素导致愈合过程缓慢,一般指病程超过 4 周或者无愈合趋势的组织损伤[23]。慢创在老年群体中呈现高发病率、高患病率的趋势,随着年龄增长,老年人身体机能会逐渐下降,多伴随基础疾病,衰老与疾病导致了老年人是慢创高发群体。慢创病因复杂多样,具有病程长、治愈率低、复发率高的特性[24]。具体而言,糖尿病足、压力性损伤、血管性溃疡、癌性溃疡、放射性溃疡以及各种医源性创面,在临床上都归属于慢性创面范畴。

　　随着老龄化的进程,慢创的护理需求与治疗需求都开始激增,而慢创的治

疗与护理需要社区与上级医院的协作。以压疮为例,轻度的压疮面积较小、创面较浅者,可以通过换药护理等非手术手段进行缓解直至愈合;但严重压疮面积大、创基深,只能通过清创手术进行彻底治疗[25]。以慢性创面的康复护理为例,序贯医疗中院内—院后的协同管理涉及医院、社区、家庭、康养企业等多方主体。

通过梳理慢创管理的关键节点,总结慢创院内-院后的序贯管理流程如图6-6所示。轻度慢创患者的护理一般集中在居家场景中,以家属、护工等照护者的日常护理为主。定期接受社区提供的基础诊疗与护理,通常为患者自行前往社区就诊或预约医护上门提供医疗服务。受限于资质问题,居家与社区场景中的医疗服务一般以开具消炎药与伤口护理为主。但当创面发展严重,单纯的护理已无法让其好转、愈合时,则通过社区联系上级医院进行转诊。

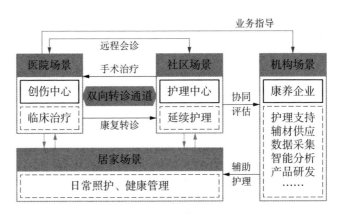

图6-6　院内-院后序贯管理——以慢创为例

具体转诊过程分为院前准备、院内治疗与院后康复三步,并由创伤中心主导对全病程进行序贯管理。院前准备阶段,通过电子病历共享患者基本情况,运用远程会诊技术创伤中心—社区医院联合查房并制定治疗方案。之后社区医护对患者与家属讲解治疗方案。患者通过创伤中心—社区医院双向转诊绿色通道至创伤中心病房住院。入院后,创伤中心对老年慢性创面患者进行全面评估,包括营养筛查评估、心理认知评估及相关基础疾病的评估,同时在创伤中心主导下进行多学科联合干预并确定诊疗方案。老年慢创患者在创伤中心接受诊疗,经创伤中心医护评估病情稳定后,再由双向转诊绿色通道回到社区医院,进行术后康复治疗。社区医院或老年护理中心继续为患者提供医学照顾、病情观察、协助治疗、健康指导、人文关怀等身心整体护理服务，加快患者的康复。

此外，康养企业也是序贯院后管理的重要组成部分。康养企业中的护理服务站，可以为居家患者提供辅助护理。医药企业，可以研发日常护理的耗材、敷料等。智能技术企业，则应多研发适合老年人的健康数据采集信息反馈智能产品。为确保企业的服务、生产的设备及产品能安全、规范、科学地嵌入医疗体系中，对于企业机构的监管指导也不可缺失。所以，市场监管、行业标准等也是序贯医疗体系的一部分。

综上所述，序贯医疗管理将医院场景、社区场景、居家场景与机构场景整合、串联在一起，形成有机共通的整体。区别于曾经以科室为中心的断点式管理理念，真正发挥以患者为中心的理念，实现院前—院内—院后的疾病全过程、全流程的医疗管理。从交集部分入手，打通医疗体系中各个系统的管理壁垒与信息壁垒，实现医疗系统管理的升级与转型。

第四节 信息化工具在序贯医疗中的开发与设计

一、序贯医疗信息化工具的开发原则与目标

序贯医疗信息化工具的开发是序贯医疗实施过程中的重要环节，旨在为医务工作者提供协调和持续的医疗信息服务，以提高院前急救的医疗质量和患者整体健康。为了确保这些工具的成功开发和应用，并考虑到序贯医疗在院前急救中的特殊性，在开发过程中需要厘清开发的目的，并遵循一定的开发原则。

（一）开发原则

院前急救的工作环境复杂、任务时间紧迫，对信息化工具的稳定性、敏捷性、安全性、易用性提出了较高要求。因此，序贯医疗信息化工具的开发应符合以下原则。

1. 实时性和快速决策功能的支持

在院前急救情况下，信息化工具必须具备实时性，确保急救人员能够迅速

获取患者的生命体征和病情信息,同时综合考虑最新的医学研究和医学指南,通过高速捕获、传输和分析数据,为医务工作者提供快速而准确的决策支持、预警和诊疗提示,提升患者服务质量与效率。

2. 设备兼容性与人机交互设计

院前急救工具通常在移动环境中使用,如急救车辆或致伤现场,所以工具的开发应优先考虑移动性。应用程序或软件必须设计成可以在各种移动设备上运行并具备良好的兼容性,同时与不同操作系统、设备或特定通信工具兼容,以确保急救人员能够在任何情况下访问工具,也可以在小程序中实施。用户友好性和人机交互设计对降低紧急情况下的操作错误、提升使用效率至关重要,良好的用户界面和体验设计应以确保急救人员能够快速有效地使用工具为前提,开发者可考虑应用语音、拍照等快速灵活的信息输入方式,提高信息化工具的易用性和可用性。

3. 数据整合共享与隐私保护

信息化工具应当能够整合并共享患者的医疗信息,确保医务人员可以在不同医疗环境中访问一致的数据,这也有助于医疗决策的全面性和准确性。信息化工具的开发需要同时兼顾不同角色,考虑院前急救、院内救治、院后康复等不同环节医务人员的属性和特征,甚至延伸至相关管理人员,确保医疗救治全流程的信息实时共享。由于涉及传输和存储敏感的医疗信息,数据安全和隐私保护是至关重要的。开发原则应包括强大的数据加密、身份验证和访问控制,以支持患者信息传输的保密性和完整性。

(二) 开发目标

信息化工具在序贯医疗中扮演着关键的角色,其功能和使用贯穿了整个急救过程,同时也可以兼顾患者信息管理、医疗团队的相互沟通和互动。因此,在序贯医疗中,信息化工具的开发目标主要有以下几点内容。

1. 患者信息实时监控

信息化工具用于记录和管理患者的医疗信息,包括既往病史、药物记录、过敏信息、诊断、实验室结果和影像数据等,相关信息的有效管理对于急救人员快速了解患者状况至关重要。在院前急救场景中,信息化工具还被用于记录事故发生地点的环境信息,实时监控患者的生命体征,如心率、呼吸、血压等,与相关急救车辆中可提供的急救设备的信息反馈保持同步更新。

2. 数据分析和质量改进

基于互联网医疗健康大数据库,为医疗机构和医务人员提供结构化知识体系支持,帮助医务人员了解最新医疗趋势、改进医疗流程并提高医疗服务质量。结合患者数据分析,识别医疗服务风险,反馈医疗质量改进措施,为医疗决策提供支持。例如,提示院前急救人员针对特殊受伤部位患者采取合适搬运方式,或根据患者康复数据规划术后护理方案等。

3. 多角色访问与通信

信息化软件通常以移动应用或互联网应用的形式提供,使医务人员能够在移动环境中快速访问患者信息,这种灵活性在院前急救中尤为重要,可以优先考虑和信息通信软件适配性较强的小程序。在信息化工具中融入团队管理功能,有助于管理者统计医疗服务的工作量及质量,及时发现并改进医疗团队存在的问题,提升整体医疗服务能力和团队协作能力。同时,支持实时通信,使院前急救团队能够与院内救治团队迅速共享信息并开展协同救治,特别是在紧急情况发生后的黄金救援时间内。根据场景和使用单位的不同,可以允许患者及其家属访问和查看部分医疗信息,以便后续配合诊疗。

综合来看,信息化软件在序贯医疗中是协调资源、数据管理、实时通信、决策支持、质量改进和医疗团队管理的关键工具,有助于多元主体协同高效地提供高质量医疗和护理服务,改善患者的诊疗和预后效果。

二、基于用户需求的序贯医疗信息化软件设计

信息化工具的合理使用有助于提升医疗服务的整体效能,序贯医疗信息化软件的开发目的是促进医疗救治全过程中的资源整合、流程协调、医患协同,为此要明确目标用户,以需求为导向进行软件功能设计。

(一) 用户需求分析

需求分析是信息化软件设计的第一步,详尽的需求分析结果能够对软件的设计、功能和性能产生深远的影响。序贯医疗信息化工具的用户既包括院前急救、院内救治和院后康复等环节的医疗服务提供者,也包括医疗服务的对象。面向患者,首要任务是了解其所处环境、疾病类型、致病原因等,尤其是突发事

件中患者对于事故现场往往无法准确描述,任何细节的记录都可能对诊疗过程产生积极影响。面向医务工作者,深入了解其工作流程、行为习惯、使用偏好、操作能力等对软件设计的功能友好至关重要,尤其是要为使用者在信息录入途径、录入方式、操作顺序等环节提供便利。面向医疗管理者,需要为团队管理提供有效信息和决策支持,确保医疗机构的高效运营和质量控制,包括统计分析、资源调配、流程协同、质量控制、成本管理等。

在数据管理方面,需要明确数据类型、识别数据来源、确保数据安全。序贯医疗信息化工具需要收集和管理的数据类型包括文本、图像、视频、音频等,如患者基本信息、生命体征、医疗影像、实验室结果、远程会诊视频、急救车辆轨迹等。这些数据的来源包括移动设备的摄像头和麦克风、医疗设备的图像采集系统、急救车辆定位系统等,信息化工具的开发要确保多源异构数据的无缝集成和跨边界共享。由于医疗数据涉及患者隐私,序贯医疗信息化工具的开发必须详细规划数据安全和隐私保护策略,包括数据加密、访问控制等,确保数据管理满足相关法律法规要求。

在决策分析方面,需要明确决策需求、开发分析工具、确保及时反馈。急诊、急救的决策效率显著影响患者预后,在信息化工具开发中融入实时更新的临床诊疗标准、规范、指南,能够为序贯医疗的决策提供循证依据,通过智能算法结合患者个性化救治信息,可以辅助急救医疗团队快速判断病情并制定精准治疗方案。这就要求数据分析工具不仅要支持本地数据上传,也要对接开放数据源,实施抓取数据完成多源交互分析。考虑到急诊、急救工作的紧迫性,应当尽可能地提升数据分析报告的可视化程度,支持报告类型的自定义选择和人机灵活交互,让急救医务人员能够轻松对数据进行深度挖掘分析。为确保数据分析结果的及时反馈,信息化工具需要具备稳定性、兼容性和实时通信功能,能够支持救护车等移动平台的运行,监控患者生命体征和病情数据,在互联网连接状态不佳的情况下,也可以离线记录和延时传输相关信息,支持院前急救团队与院内救治团队等实时通信,及时反馈和预警风险,为救治团队的协同决策和急救预案制定提供依据。

(二)软件功能设计

软件功能设计是开发序贯医疗信息化工具的关键环节,要确保软件在满足用户需求的同时,提供直观且高效的使用界面。功能设计的前提是全面理解患者、医务工作者、医疗管理者等不同用户群体的使用期望和实际需求。在功能设计前期可以通过观察、访谈、调研等形式收集医疗全过程中的用户使用需求,确定需求的优先级,以便在设计中优先考虑最关键的功能。在软件开发过程中要不断完善用例场景,邀请使用者对软件进行测试,以识别用户与系统的互动方式,改进功能模块。软件功能设计的主要内容包括用户界面设计和原型设计,所有分析和设计过程均要形成结果文档记录。

用户界面设计关注如何将需求转化为易于使用和直观的界面,这个过程需要满足一些设计原则。首先是用户友好性,确保界面易于学习和使用,减少用户的认知负担,在感官和交互设计上要体现用户群体的包容性,例如,在字体颜色、大小的选择上要更加友好,适用于宽泛年龄群体。其次是视觉一致性,保持不同功能界面的设计元素一致,以提供统一的用户体验。然后是反馈及时性,为用户提供及时反馈,使其了解每项操作产生的效果,在相关功能点击及目录导览上需要考虑更多的显示设计。此外是可访问性,确保界面对于不同能力水平的用户都是可访问的,包括残障用户。

原型设计是一个有助于理解和验证设计概念的关键步骤。在设计阶段,用户反馈和测试至关重要,而原型设计承载了交互测试的大部分工作,对识别潜在问题、改进软件功能起到关键作用。通过创建交互式原型,用户可以评估软件的功能和界面,帮助软件开发者提前发现问题并加以修正。尤其是在和实施单位沟通的过程中,交互式原型可以避免沟通误差,最大程度上验证需求的满足与否,同时评价信息收集的维度和类型的合理性。原型设计可以直观地展示软件可用性,有效降低供需双方的沟通成本,确定软件设计方向。

序贯医疗信息化工具开发、使用、更新、维护的全过程都应当留存文档记录,确保开发设计的计划性和团队协作的连贯性。结果文档包括需求规格文档、用户界面设计文档、原型和用户反馈报告等,反映了软件逻辑框架的完善过程。通过深入理解用户需求,创建用户友好的界面,并积极与用户互动,开发团队可以更好地满足医疗健康环境需求下的用户期望,提供更加优质的医疗信息化服务。

三、序贯医疗信息化软件的质量保证体系建设

软件质量保证体系的建设是软件工程管理的重要内容,包括目标设置、计

划制定、内容执行、问题检查、质量改进等环节。其中,质量控制活动要始终贯穿于软件开发全过程,而软件测试是质量保证的重要手段,软件开发的过程信息也要完整记录、保存,并及时报告开发团队,以便及时更正错误,确保软件高质量交付。此外,序贯医疗涉及患者隐私数据的采集、存储、分析与共享,安全性考量是软件质量保证中不可或缺的一部分,加强数据安全与隐私保护措施,可以有效提升软件整体质量与用户信任,确保软件的可持续发展。

(一)质量控制和测试

质量控制和测试是保障序贯医疗信息化工具使用性能和可靠性的重要步骤。制定质量控制策略并进行测试,有助于及时发现问题并改进,支持软件的高质量运行。

质量控制策略要明确软件开发的标准和流程,确保软件符合质量要求。定义软件的质量标准,包括性能、可用性、可维护性和可扩展性等,同时量化定义软件的性能,包括响应时间、可传输和存储的数据类型等。开发团队通过整理需求信息形成软件开发标准,可以为后续维护和更新过程提供参照。建立开发和测试的有效流程,确保所有步骤都按照计划进行,并保留开发和测试的相关文档用于追溯。在测试过程中要对代码进行审查,以识别和纠正潜在的问题和错误,使用版本控制系统跟踪和管理软件的不同版本,确保代码的一致性。

软件测试主要用于验证软件的性能、功能是否符合用户需求,以及系统运行中是否存在漏洞。功能测试旨在验证软件是否满足需求规格,包括单元测试,即测试单个软件组件,以确保每个组件按照预期工作;集成测试,即测试不同组件之间的集成性,以确保多组件联合使用时的协同工作正常;系统测试,即测试整个系统,以确保应用程序的整体稳定性,并满足用户需求。性能测试旨在评估软件在不同负载和使用条件下的性能,包括负载测试,即测试软件在高负载情况下的性能;稳定性测试,即测试软件在长时间运行时的稳定性;安全性测试,即测试软件对于潜在安全威胁的抵抗力。软件移交用户使用前,还需要进行最终的用户验收测试,邀请用户参与测试和评估软件的功能、界面等,以确认软件是否满足用户需求和期望,对测试中发现的问题要及时制订改进计划并修复缺陷,不断提高软件质量。

在软件交付前,质量控制团队要将质量标准、详细的测试过程和结果,以及问题修复情况形成完备的文档记录,以便软件维护人员能够正确地维护软件。在此基础上,制订培训计划,并确保所有的系统使用者都接受过安全培训,了解软件使用规范以及如何应对潜在威胁,增强用户安全意识,减少人为错误和安全漏洞。此外,安全审计和监测是持续监控软件及系统的关键步骤,日志记录和实时监控有助于及时发现异常活动并预警安全风险,提醒开发团队采取必要的措施来保护系统的安全性。

(二) 数据安全与隐私保护

序贯医疗信息化工具的开发和使用过程中,数据安全管理是不同医疗团队、医疗机构等多元主体之间信息共享的基础。采用标准化的数据交换协议和接口,支持数据共享和互操作性,完善数据容灾备份机制,有助于医疗健康大数据的存储和传输安全,为促进不同医疗环节的救治协同、改善急救效果和管理水平提供了保障。

数据备份和灾难恢复计划的制定在序贯医疗全流程数据管理中是不可或缺的。数据的定期备份和紧急恢复措施,能够防止数据丢失,确保数据管理的连续性。在互联网传输过程中,由于高速移动和场景的不确定性,经常会遇到网络信号不通畅而导致的信息延迟或者数据缺失等情况,因此在相关工具的开发过程中必须全面考虑数据丢失的风险因素,必要情况下,可以提供临时信息的本地化存储和延时传输等功能作为保障。

医疗数据隐私保护是法律法规要求的重要方面,开发团队必须熟悉并严格遵守相关隐私规定,以确保数据的合法性和安全性。在适当的环节中添加隐私政策时,应通过知情同意书清晰地向用户传达数据使用和共享的方式。数据隐私保护可以通过数据加密、访问控制等方法实现。数据加密是保护医疗数据的优先策略,患者个人信息、诊断结果等敏感数据在储存和传输时须强制加密,采用先进的加密算法来确保数据的安全性和私密性;针对部分非医疗关键信息的隐私数据采集,允许留空或使用随机代码替代,以提高紧急状况下的数据生成频率。访问控制是确保只有经过授权的用户能够访问系统和数据的关键措施,根据实施单位的管理和协作特征灵活配置用户角色,并为不同角色分配合理的数据访问权限,可以限制用户访问次数、时间、内容及路径,例如通过多因素认证可以实现对用户身份的识别和验证,限制低安全等级的用户读取高安全等级的信息,从而增强访问控制。

此外,应采取适当的措施来保护系统免受恶意软件和病毒的侵害,如定期更新和扫描系统,确保其免受已知威胁的影响。通过严格的安全措施和隐私保护策略,序贯医疗信息化软件可以确保患者数据的机密性和完整性,这有助于建立患者和医疗提供者对系统的信任,促进信息共享和协作。

第五节　序贯医疗志愿者合作与人文关爱

一、志愿者合作

随着国内经济的稳步发展和城市化进程的不断推进,人们的生活水平在逐步提升。医疗急救的作用越来越受到社会的重视,但整体来看目前急救资源相对于人口总量还相对匮乏。因此,有效利用社会资源,组织医疗急救志愿者队伍有序参与院外急救,形成志愿者参与的序贯医疗体系,不仅能够有效减轻医疗系统的负担,还可以提高院外急救的效果和人文关怀的质量[26]。

例如,院外心脏骤停(out-of-hospitol cardiac arres,OHCA)在全球范围内影响人数众多,是一个重要的公共卫生问题。研究表明,在心脏骤停(cardiac arrest,CA)发生时,身边人群即刻予以干预和心肺复苏(cardiopulmonary resuscitation,CPR)能使 OHCA 患者的生存可能性提高 2～3 倍。实际上,当患者遭遇严重创伤或发生心跳呼吸骤停时,在症状发生的最初 5 分钟内进行抢救,采取有效的急救措施,对于患者生命的挽救至关重要。数据显示,院外心脏骤停的最佳治疗时间为 4～6 分钟,抢救时间窗内给予 CPR 或除颤干预是患者救治成功的关键,及时有效的抢救至少能够减少 80% 的患者死亡。事实上,医疗救护车 5 分钟内到达急救现场的可能性较少,这就更显示出院外急救志愿者参与序贯医疗体系的重要性[27]。美国心脏协会在指南中明确指出了院外急救志愿者的重要性,同时提出执法人员、消防员、乘务员、警卫和公园巡护员有义务在工作期间提供急救。从某种意义上来说,医疗急救志愿者已经成为提升城市安全和幸福指数的重要指标。

院外急救在急救工作中发挥非常重要的作用,由于需要接受紧急抢救的患者多伴随病情严重、发展迅速、治疗困难、并发症多等诸多的临床特点，极大地增加了临床治疗以及护理工作的难度。开展院外急救不仅能够提升患者的抢救成功概率，在减少患者并发症发生概率方面也发挥重要意义。现阶段国内医疗事业尚处于发展阶段，医疗基础设施配备并不完善，医疗资源的配置处于失衡状态，不论是急救设备还是对应标准、体系、相应设施、行为标准均不规范。目前在上海、厦门、深圳、杭州等地区均有医疗志愿者参与院外急救的成功案例，但志愿者院外急救实施过程也出现了急救志愿者身份认定、患者信息泄露、急救相关法律责任等问题。目前院前院内急救志愿者合作的探索主要有以下几个方面[28-30]。

（一）院内外"急救志愿服务系统—120—急诊室急救"无缝衔接的序贯急救信息链

目前国内院外急救行业主要为"急救中心＋分站"的模式，通过调度中心对各个分站的急救车辆进行调度。基于"现场急救—120—急诊室急救"院前院内无缝衔接的序贯急救链开发设计急救志愿服务系统，急救志愿者小程序或APP，急救中心在接到危重急救任务后，120急救中心调度员在指导患者及家属实施自救互救的同时，搜索患者附近一定范围内的急救志愿者，并向符合条件的志愿者发出求助信息。

建立健全院外急救网络信息化，普及院外急救志愿者培训，完善与演练应急预案。发挥院外急救医疗指导功能，组建医疗志愿者队伍有序参与院外危重急症、OHCA患者院外急救，可以提高抢救成功率。在序贯医疗急救流程中引入院外急救志愿者，依托专业急救知识和规范的急救技能，在生命救援的黄金时间内，及时向患者伸出救援的"上帝之手"。弥补救护车到来之前的"空窗期"，给"黄金5分钟"的急危重症患者带去希望，搭建生命接力的绿色通道。同时，部分城市通过推出急救志愿者手机信息系统，构建志愿者规范管理的系统，搭建志愿者服务平台，定期推送一些急救知识技能、最新急救咨询，对提升志愿者的服务能力水平具有显著效果，未来有望在更多的城市中广泛实施[31]。

（二）完善志愿者序贯信息体系，提升志愿者能力水平

急救意识可以说是社会公共安全的重要前提之一，医疗急救志愿者需具备较高的急救意识，但是因职责、学历、背景等因素不同，医疗急救志愿者的急救意识也不尽相同,提升急救意识成为院外医疗急救志愿者的首要任务。整体来看国内大多数城市急救设备尚处于起步发展阶段,与西方发达国家比较还具有一定差距,但随着经济的发展,各级政府部门的重视程度日益提升,我国在很多城市针对医疗急救志愿者的调配、发展也在依照实际情况不断完善和提升[32]。

与一般志愿者不同,急救志愿者的水平高低和急救工作能否顺利进行是密切相关的,有必要建立医疗急救志愿者数据库,对急救志愿者的数量、特长、地理位置分布等信息进行全面收集、统计和管理。对急救志愿者服务系统进行深入研究与系统开发,旨在及时、高效地引入急救志愿者,充分发挥志愿者在院外急救工作中的重要辅助作用,精准填补急救资源匮乏的现状,让应急响应"救"在第一时间。在急救过程中,针对某种类型的急救任务,应指派具有相应特长的志愿者,做到有的放矢,提高急救成功率。对电击伤、溺水、中毒、心脑血管疾病等引起的突发心脏骤停患者而言,时间就是生命,如果患者身边有人能够及时提供正规的 CPR、AED 除颤急救,就能大大提高患者救治成功率,挽救患者生命。对于外伤患者,"白金十分钟,黄金一小时",如果患者身边有人能及时正确提供急救措施,也能在很大程度上减轻患者的伤害,提高治疗效果,为后续治疗争取时间,提高生存率,降低致残率。

（三）急救技能广泛科普,急救志愿者更顺畅开展急救工作

院内外深度融合的序贯医疗的实现依赖急救技能强大的群众基础,而从目前大多数地区院外急救的流程来看,居民普遍缺乏获得急救相关知识的有效途径。相关研究数据显示,我国大中城市仅有 4.5% 的旁观者能够正确地实施心肺复苏,大多数人根本不了解如何使用 AED 设备[33]。例如,2020 年,互联网转发人次数达到 10.5 万的某段视频引起广泛关注,在该视频中由于路人未做防护而直接救援触电男子,导致施救者同样触电倒地。政府主导的医疗急救体系建设是老百姓广泛关注的热点问题之一,与民生息息相关。掌握急救技能既于个人有益,更能提高国家公共卫生应急管理能力。心源性猝死的黄金抢救时机为发病后 4 分钟,其他意外伤害及突发疾病的最佳抢救时间可能相对较长,但救治时间对患者预后将产生重要影响。一旦发生意外,第一时间急救能力不足,错失最佳抢救机会,后续再专业的急救和治疗都可能回天乏术。特别是在突发公共事件中,若发生大量人员受伤,在专业人士到来之前先行自救他救,能够有效提高救治率和救助效率,促进资源合理调配。从这个角度看,加强急救知识普及的重要性不言而喻。

二、人文关爱

序贯医疗体系要求的是非机械化的行政管理,它需要能够改善组织管理的柔性,提升对患者的人文关爱水平,从而增加医务工作者和患者双边的获得感。要真正实现人民城市为人民和以人为本,需对医疗急救体系进行系统性重构,包括结构和流程的改革,进一步促进"以治病为中心"到"以人民健康为中心"的转变[34]。有研究表明,经历急救后的患者发生焦虑和抑郁的概率均高于普通患者,给予患者人文关爱和针对性的健康教育能有效改善其负性情绪,提高康复质量。传统的延续性护理中,护理人员无法与患者保持长期且有效的联系,在患者出院后,无法及时对其进行持续性的健康教育和健康管理,所以很多患者出院后的临床护理效果较差。基于信息化平台的延续性护理科普与患者跟踪随访,能够将护理工作延伸至患者出院后的居家生活中。

序贯医疗是体现现代急救医疗体系精神文明的一个窗口,医务人员是序贯医疗中极其重要的角色。当代医学模式已从生物医学转变为生物—心理—社会模式,人文关怀是对人的生存状况的关注,对人的尊严与符合人性的生活条件的肯定,以及对人类解放与自由的追求。序贯医疗体系中面对的往往是急危重症患者,更应突出"人本思想",体现"人文关怀"。

"人文"的核心是"人",以人为本,也就是所谓的人文关怀。医学在诞生之初,就涵盖了人文关怀的精髓,古希腊医学家希波克拉底就曾在誓言中写道,"我竭力忠实为患者筹算,严禁对患者的一切毒害与妄为",体现了一种朴素的人文主义思想,是人文关怀在医学诊治过程中的实践。随着医学模式的改变,心理因素、社会因素对人体健康的影响备受重视,为患者提供整体化、人性化的医疗服务是新医学模式的要求,尊重、爱护、关怀患者是医学发展的必然结果。

(一) 序贯医疗系统的人文关怀

在医疗急救中,患者除了有待救援的生理上疼痛,心理上还承受着痛苦、焦虑、绝望、恐惧、暴躁等精神打击,心理崩溃在短时内爆发并占据患者内心。紧急救援的时效性、复杂性、高危性、紧急性使得救治环境失去了常态化医疗环境的确定性，处于失衡失序的状态。医疗机构实施紧急医疗救援时，依赖日益成熟的医疗救治技术、丰富的医学知识、先进的医疗科技、精细的治疗手段，同时归纳总结患者身体伤害的类型，并形成可复制的普遍性经验。但每一次急救的患者都是独特的，他们在教育水平、个人性格、经济能力、成长环境、社会经历、心理素质等方面与其他患者是完全不同的。只有尽可能站在患者角度进行用心的了解与判断，从人文角度深入了解患者背后的复杂因素，有同理心，才能个体化地对一个处于生理和心理煎熬中的患者给予关心，而正是这样的具有人文关怀的关心，是患者对医生产生信任、配合治疗的重要条件[35]。

(二) 序贯医疗系统中医护人员的人文素养

急救过程中的人文关怀是医疗机构在重视医疗技术和医疗效果的主要思想之外，对治疗效果产生重要影响的另一条重要路径，其回归到患者本身作为一个自然人属性的人文特征。"人文关怀"是急救链条上医护人员都应具备的一种能够回应他人痛苦的能力与努力[20]。通常来说，医疗急救中心和医院急诊科室构成了我国主要的医疗急救队伍，急救工作人员作为第一线接触正处于身心极度痛苦过程中的患者来说，是挽救其生命、救治其伤痛的直接对象，因此在进行医疗救治的同时，不仅要充分考虑治疗方案的技术意义，更要思考医疗方案的人文意义，也就是"有人情味""有温度"的治疗。医疗急救应该是带着人间温情的，是体谅患者及其家庭疾苦的，不能忽视在患者承受身心痛苦时，医护人员"安慰""安抚"的重要性。同时还应该注意的是，急救链上的医务人员直接或间接在一段时间内反复多次面对患者的心理伤痛、身体重创、恐慌、焦虑、愤怒、失控等情绪，所以也要充分关怀这些人员的情绪。给予医务人员释放情绪的空间和时间，对保障医务人员的身心健康至关重要[36]。

(三) 序贯医疗体系中人员的沟通能力

沟通能力是急救链上医务人员进行急救时的重要素养，沟通能力的训练、提炼、培养不能是"人文标签"，而是需要真正转化成每一位医务人员能够进行实际操作的人文能力，这种能力可以根据实际情况通过持续的、有目标的课程设置进行跟踪性训练。急救人员的沟通能力，和普通的沟通能力具有非常大的差别，这是一种在沟通方正在承受巨大生理和心理疼痛的环境下进行的沟通，是一种能够倾听接受、消化吸收、分析解读他人的境遇、经历、病史等信息并给予恰当回应的能力[37],这包括医生与患者、医生与自我、医生与团队、医生与社会四层关系中的沟通能力。

　　沟通能力是医务人员践行人文关怀的核心素养,医疗紧急救援人员通过获取倾听辨析能力、细致观察能力、回应共情能力等沟通能力,去获得引起患者伤病的主要矛盾,从而快速做出医疗诊断、给出治疗方案。借助沟通能力,医疗紧急救援人员可以从医学人文这一路径全程跟踪与关注患者,同时在理解与反思中提升自我认同,释放应急医疗救援中的负面情绪与职业压力,找准自己在团队中的定位与历练方式,用医学权威在应急医疗中给予社会温度。由此可见,医疗紧急救援人员的沟通能力培养是序贯医疗得以执行的重要保障[38]。

◦ 参考文献 ◦

[1] Zong ZW, Li N, Cheng TM, et al. Current state and future perspectives of trauma care system in mainland China [J/OL]. Injury, 2011,42(9):874 - 878.

[2] 高伟,白祥军.中国创伤中心现状与展望[J].创伤外科杂志,2018,20(4):241 - 244.

[3] 方剑涛.急诊创伤一体化救治模式的经验与探讨[J/OL].中国医药指南,2019,17(15):126 - 127.

[4] 邓进,张连阳.我国创伤中心建设的困境与对策[J/OL].中华灾害救援医学,2017,5(8):464 - 466.

[5] MacKenzie E J, Rivara F P, Jurkovich G J, et al. A national evaluation of the effect of trauma-center care on mortality [J]. New England Journal of Medicine, 2006,354(4):366 - 378.

[6] Alharbi R J, Shrestha S, Lewis V, et al. The effectiveness of trauma care systems at different stages of development in reducing mortality: a systematic review and meta-analysis [J]. World Journal of Emergency Surgery, 2021,16(1):1 - 12.

[7] 郭蕾,路伟,罗肖.院外心肺复苏术实施及培训现状[J].临床医学研究与实践,2018,3(30):162 - 163.

[8] 杨志,王淑先,张玲妍.院前急救体系建设可持续性发展策略的探讨[J].中国卫生产业,2023,20(10):245 - 248.

[9] 廖凯,阳世雄,张剑锋,等.南宁市院外急救体系建设的实践[J].中国急救复苏与灾害医学杂志,2019,14(11):1105 - 1107.

[10] 王韧,刘芳羽,钟婷,等.北京市院前急救专业技术人力资源现况及优化策略[J].中国急救复苏与灾害医学杂志,2023,18(7):871 - 874.

[11] 刘晖,王韧,高丁,等.院前医疗急救转运工作中标准化体系建设探索[J].中华医院管理杂志,2020,36(10):876 - 880.

[12] 吴秀勤,张宇书,冷雁,等.以住院医师为主导的临床查房的实践与探索[J].中国毕业后医学教育,2023,7(7):534-538.

[13] 苏静,邹月.多发伤患者院前急救护理中应用团队协作结合创伤指数的指导作用研究[J].湖北民族大学学报(医学版),2023,40(3):98-101.

[14] 苏宇,李刚,陈琢,等.院前与院内急救一体化救治体系构建与实践[J].中国医院管理,2022,42(5):52-54.

[15] 霍鹏程.论加强思想政治工作对院前急救工作的意义[J].产业与科技论坛,2021,20(17):214-215.

[16] 梁勇,张柠.国外医疗服务体系对完善我国分级诊疗体系的启示与借鉴[J].中国医院,2015,19(8):50-52.

[17] 张雪,杨柠溪.英美分级诊疗实践及对我国的启示[J].医学与哲学(A),2015,36(7):78-81.

[18] 高和荣.健康治理与中国分级诊疗制度[J].公共管理学报,2017,14(2):139-144+159.

[19] 邹萃.建立分级诊疗新秩序[J].中国社会保障,2014,(9):68-70.

[20] 匡莉,LiL.全科医疗特征功能视角下分级诊疗的定义及制度层次[J].中国卫生政策研究,2016,9(1):19-26.

[21] 李珊珊.我国分级医疗体制改革研究[D].四川大学,2021.

[22] 张海红,杜汮,王贺胜.医疗资源垂直整合的几种情况分析[J].医学与哲学(A),2015,36(7):69-72.

[23] Demidova-rice TN, Hamblin MR, Herman IM. Acute and impaired wound healing: pathophysiology and current methods for drug delivery, part 1: normal and chronic wounds: biology, causes, and approaches to care [J]. Advances in skin & wound care, 2012, 25(7): 304-314.

[24] Armstrong DG, Boulton AJ, Bus SA. Diabetic foot ulcers and their recurrence [J]. New England Journal of Medicine, 2017,376(24):2367-2375.

[25] Taly AB, Nair KPS, Murali T, et al. Efficacy of multiwavelength light therapy in the treatment of pressure ulcers in subjects with disorders of the spinal cord: a randomized double-blind controlled trial [J]. Archives of physical medicine and rehabilitation, 2004,85(10):1657-1661.

[26] 熊小飞,度学文,吴卫华,等.医疗急救志愿者参与院外急救效果分析[J].中国急救复苏与灾害医学杂志,2023,18(2):178-181.

[27] 张治平,苏晞,张勇,等.医院主导的航空医疗救护服务模式转运危重患者案例分析[J].中国急救复苏与灾害医学杂志,2022,17(3):316-319+327.

[28] 张威,李玮,张莉娜,等.北京市院外急救反应时间分析[J].中国急救复苏与灾害医学杂志,2023,18(3):309-311.

[29] 张威,耿聆,孙涛,等.主成分分析探讨北京市院外急救服务能力的影响因素[J].中国急救复苏与灾害医学杂志,2022,17(1):49-52.

[30] 徐琪,张军根,袁轶俊,等.杭州市急救志愿者模式的现状与对策分析[J].中国公共卫

生管理,2022,38(4):507-509.

[31] 管永青,陶秀萍,朱小艳.浅谈志愿者参与急救技能公众化培训的管理[J].中华卫生应急电子杂志,2021,7(2):122-124.

[32] 邓菊英.医务社会工作与医疗志愿服务联动机制的实践研究[J].医学与哲学,2020,41(10):43-45.

[33] 张彩云,潘亚芬,巢益群,等.医院开展普及公众急救知识志愿活动的意义[J].职业卫生与应急救援,2018,36(6):550-552.

[34] 杨栋成,梁振裕,张露丹.人文关怀背景下的急救护理思维在脑卒中患者中的应用[J].齐鲁护理杂志,2022,28(11):138-140.

[35] 杨园园,吴龙飞.人文关怀在预防院前急救患者应激反应及意外事件中的应用[J].中国医药导报,2021,18(4):180-183.

[36] 龚幼平,刘竹英,杨贞文.重视院前急救中的医学人文精神培养思考[J].当代医学,2019,25(19):188-189.

[37] 张丽华,刘义兰,杨中善,等.灾害发生后不同阶段的人文关怀护理[J].四川大学学报(医学版),2023,54(4):736-740.

[38] 许娟,莫蓓蓉,胡玉娜,等.重症监护病房成人患者护理人文关怀专家共识[J].护理学杂志,2022,37(18):1-4.

附录一 全国"序贯医疗"理论研究进展

一、王正国创伤医学发展基金会发布"序贯医疗"专项研究课题及优秀案例征集大赛

2023年12月，为推动"把以治病为中心"转变为"以人民健康为中心"，做好"大健康、大卫生"工作，上海王正国创伤医学发展基金会、上海发展战略研究所、上海交通大学中国医院发展研究院卫生应急管理研究所、上海交通大学-耶鲁大学卫生政策联合研究中心等共同发起并成立了"序贯医疗研究专项基金"，旨在促进"以患者为中心"的序贯医疗体系理论与实践研究，实现创伤预防、院前急救、院内诊疗、院后康复的连贯有序。

该课题面向院前、院内和社区的医护工作者，来自北京市、上海市、浙江省、江苏省、四川省、山西省、山东省、河南省等地的20位学者获得课题立项，其中4项重点课题，8项面上课题，8项立项不资助课题。课题立项名单如附表1-1所示①。

附表1-1 2024年度"序贯医疗研究专项基金"开放课题立项名单

序号	课题名称	课题类型	项目编号	负责人	工作单位
1	基于多普勒雷达的腹腔内压无创评估数字模型评估重症患者胃肠道功能及指导早期营养治疗的建立和应用	重点课题	2024-XG-Z01	胡培阳	天台县人民医院
2	基于马尔可夫理论改善慢性伤口患者延迟就医研究——以压力性损伤为例	重点课题	2024-XG-Z02	陆佳韵	上海市浦东新区周浦医院

---

① 来源：https://mp.weixin.qq.com/s/05Gj2uoochA4AAZRh2y6KQ

（续 表）

序号	课题名称	课题类型	项目编号	负责人	工作单位
3	创伤患者院前急救预警体系及路径的探索	重点课题	2024 - XG - Z03	肖维春	上海市奉贤区医疗急救中心
4	院前医务人员业务能力提升与院内导师制培养模式的探索与实践	重点课题	2024 - XG - Z04	冯明亮	上海市松江区医疗急救中心
5	危重患者慢性伤口自制 VSD 加低浓度氧疗联合五黄汤膏剂外用的临床研究	面上课题	2024 - XG - M01	罗俊	宣汉县人民医院
6	"亚甲基蓝染色—超声清创—负压引流"三联慢创疗法的临床应用	面上课题	2024 - XG - M02	廉超	长治市人民医院
7	老年人慢性创面社区护理需求现状及护理模式研究	面上课题	2024 - XG - M03	苏晓静	上海交通大学
8	急诊创伤患者院前重度疼痛管理方案探讨	面上课题	2024 - XG - M04	游嘉	中国人民解放军海军第九二九医院
9	基于 ERAS 视角下老年髋部骨折院前—中—后急救序贯法体系的建立与示范应用	面上课题	2024 - XG - M05	周小明	东营市人民医院
10	胸外专业日间手术基于专科—社区的序贯诊疗模式探索与研究	面上课题	2024 - XG - M06	娄洁琼	上海市胸科医院
11	智慧医疗背景下急诊创伤专岗护士胜任力评价指标体系的构建	面上课题	2024 - XG - M07	宋黎翼	上海市东方医院
12	医护人员对"序贯医疗"理念下联合教学查房接受度的调查研究	面上课题	2024 - XG - M08	陶辰煜	上海市金山区医疗急救中心
13	院前急救人文关怀品质现状及提升策略研究	立项不资助	2024 - XG - N01	方利	上海市奉贤区医疗急救中心
14	"中心—辐射"模式在社区企业心肺复苏培训中的应用实践	立项不资助	2024 - XG - N02	孙艳艳	北京航天总医院

（续　表）

序号	课题名称	课题类型	项目编号	负责人	工作单位
15	依托县域医共体构建院前院内急救一体化体系研究	立项不资助	2024－XG－N03	李学志	上海交通大学医学院附属仁济医院
16	慢阻肺患者对护理线上咨询服务的选择偏好研究：基于离散选择实验	立项不资助	2024－XG－N04	何娟	洛阳市中心医院
17	大规模灾难性事件中院前一院内创伤急救团队协同策略研究	立项不资助	2024－XG－N05	周扬	江苏医药职业学院
18	急诊护士主导的急性缺血性脑卒中快速反应系统的临床应用研究	立项不资助	2024－XG－N06	沈佳雯	上海市宝山区中西医结合医院
19	"院前院内深度融合的序贯医疗体系建设"的探索	立项不资助	2024－XG－N07	赵利明	高密市人民医院
20	老年创伤患者围术期全程营养管理的研究与实践	立项不资助	2024－XG－N08	杨秀霞	上海市同济医院

2024年8月，王正国创伤医学发展基金会再度聚焦"序贯医疗"新理念，面向广大创伤救治医务工作者发起了"序贯医疗优秀案例"征集大赛①，要求病例体现"以患者为中心、院前院内院后全流程、跨区域多学科融合"的序贯医疗理念，特别关注院前急救120、社区创伤护理等一线、基层的成功病例。一系列"序贯医疗"相关学术活动的开展促进了全国各地医疗卫生机构、高等院校、科研院所等对以人为本的全过程疾病防治体系建设的关注，有助于提高创伤等急诊、急救工作的质量与效率，优化急救全流程，降低危重症患者的死亡率、致残率，保障人民生命健康。

二、"序贯医疗"重点课题开题答辩会

2024年8月，由王正国创伤医学发展基金会、上海发展战略研究所、上海

---

① 来源：2024年度王正国创伤医学发展基金会"序贯医疗优秀案例"征集大赛通知 https://mp. weixin. qq. com/s/KTBvv0cIrDaoJuXQiKH20A

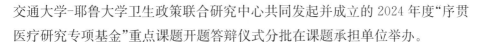

交通大学-耶鲁大学卫生政策联合研究中心共同发起并成立的 2024 年度"序贯医疗研究专项基金"重点课题开题答辩仪式分批在课题承担单位举办。

1. 上海市松江区医疗急救中心举办"序贯医疗"重点课题开题答辩会①

王正国创伤医学发展基金会副秘书长出席答辩仪式并致辞,同时向与会专家介绍了王正国创伤医学发展基金会的历史和沿革。上海市松江区医疗急救中心的冯明亮医师就其主持的重点课题《院前医务人员业务能力提升与院内导师制培养模式的探索与实践》做了开题汇报。来自上海市医疗急救中心、中国田径协会路跑专项工作组、上海市松江区中心医院的评审专家听取汇报,并做了点评和指导。

2. 上海市奉贤区医疗急救中心举办"序贯医疗"重点课题开题答辩会②

上海市奉贤区医疗急救中心的肖维春医师就其主持的重点课题《创伤患者院前急救预警体系及路径的探索》做了开题汇报。来自上海市卫健委、复旦大学计算机学院、上海市嘉定区中心医院、复旦大学公共卫生学院的评审专家听取汇报并做了点评和指导。

上海市奉贤区卫生健康委员会领导出席答辩评审会,对基金会和各位专家给予奉贤区院前急救工作的支持表示感谢。上海市奉贤区医疗急救中心主任王仕豪、书记徐正观出席答辩仪式。

---

① 来源:松江区医疗急救中心成功举办"序贯医疗"重点课题开题答辩会 https://mp. weixin. qq. com/s/nZaztfNnIefZUljvxPwb7A

② 来源:【急救·动态】"2024 年序贯医疗研究专项基金重点课题开题答辩"会顺利召开 https://mp. weixin. qq. com/s/XCpYXLvDUoIjX94eEBG_YA

附录二 "序贯医疗"的推广应用实践

一、"序贯医疗"联合教学查房实践

（一）上海市同济医院与宝山区、嘉定区、浦东新区 120 开展联合教学查房

上海市同济医院急诊创伤救治中心率先开展了"序贯医疗"的理论研究与应用实践，并先后多次与宝山区医疗急救中心、嘉定区医疗急救中心、浦东新区医疗急救中心等开展了联合教学查房，深入促进了院前院内的双向互动与人才交流。

目前，上海市已有多个区域的医疗急救中心业务分管领导、相关职能科室负责人及急救车组人员进入上海市同济医院急诊创伤救治中心开展序贯医疗联合教学查房。患者及家属对医院和急救中心联合开展的教学查房满意度较高。序贯医疗联合教学查房过程中，通过对院前患者诊疗救治的复盘和院内患者救治、康复的跟踪回访，弥补了院前急救医生以往无法了解患者后续诊疗、转归情况的遗憾。尤其是再次了解到自己当初救治的患者已转危为安，逐渐康复，不仅增加了急救人员救死扶伤的责任感和职业获得感，也为今后患者的救治积累了宝贵经验。

查房在医院中是一个常态的医疗活动，但加入了 120 医生后，对于双方的意义都是里程碑式的。序贯医疗联合教学查房活动不仅在上海市属于首创，在全国范围都是极具创新的做法，不仅有助于院前院内医疗急救技术能力水平的同步提升，也为医患沟通提供了更多机会，促进了医患信任与相互理解，体现了急救工作的人文关怀精神。

（二）上海市嘉定区中心医院与嘉定区 120 开展联合教学查房①

2024 年 8 月，上海市嘉定区中心医院（仁济医院嘉定分院）急诊科联合嘉

---

① 来源：仁济医院嘉定分院联合区医疗急救中心开展序贯医疗救治，筑牢区域危、急、重症患者生命防线 https://mp.weixin.qq.com/s/OZLsKbdTzndSm0YMujwb8g

定区医疗急救中心成功完成一例序贯医疗模式下的患者救治。8月30日，一市民发生触电致心跳骤停，嘉定区医疗急救中心在接到求援电话后，在给予远程急救指导的同时，即刻出动救护车赶赴现场，到达现场后第一时间给予心肺复苏及电击除颤等紧急处置。患者送至医院急诊科后，继续给予心肺复苏、气管插管等高级生命支持治疗，在经过一系列紧急救治后，患者恢复自主心跳并转入重症监护室进一步治疗。目前，该患者生命体征平稳，意识已基本完全恢复。

鉴于电击伤往往发病突然，不可预见且病情复杂危重，故救治涉及的学科交叉、须协调的资源广泛，在序贯医疗多主体合作和全流程管理的指导思想下，作为序贯医疗的共建单位，嘉定区中心医院急诊科与嘉定区医疗急救中心在患者入院后，联合开展了序贯医疗教学查房，通过床旁诊查、病例讨论等，分析探讨了患者最佳治疗方案。同时，双方通过回顾从现场急救到院内治疗无缝对接的各个环节，从中不断总结经验。

序贯医疗活动的开展为"院前急救120进入院内序贯医疗联合查房"新理念、新方法的临床应用提供了范例。嘉定区中心医院急诊科主任、序贯医疗与新质生产力研究中心主任吴晓表示，希望院前—院内急救双方能够不断加强合作，持续完善急救救治体系建设，不断提升医疗救治水平，进一步提高区域内的整体急重症患者的救治能力，筑牢区域危、急、重症患者的生命防线。

二、"序贯医疗与新质生产力研究中心"成立①

2024年8月，由上海市嘉定区中心医院联合王正国创伤医学发展基金会、"达医晓护"医学传播智库、上海市同济医院急诊创伤救治中心等共同举办的"序贯医疗与新质生产力"研讨会成功召开。本次研讨会上，"序贯医疗与新质生产力研究中心"正式揭牌，上海市嘉定区中心医院急诊科主任吴晓任研究中心主任。

未来，序贯医疗与新质生产力研究中心将专注于序贯医疗的理论研究，并因地制宜地开展危重患者联合查房、重点病例多学科诊疗、跨学科学术交流、相

---

① 来源："序贯医疗与新质生产力研究中心"在上海市嘉定区中心医院顺利揭牌 https://mp. weixin. qq. com/s/chaXpM6tJ-ZqgAAnrhKGug

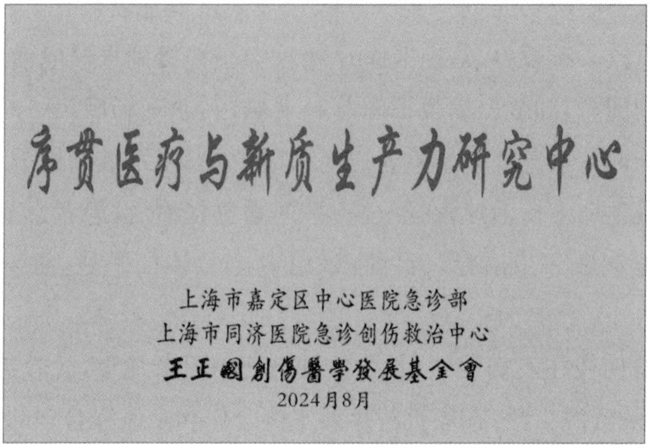

附图 2-1　上海市嘉定区中心医院挂牌"序贯医疗与新质生产力研究中心"

关课题指南颁布与评审、青年医护人员培养等一系列工作,推动序贯医疗理论不断丰富、学术体系日臻完善。在医疗健康领域大力发展新质生产力的背景下,相信研究中心将为创伤防治与公众健康事业做出更大的贡献。

三、大型巡航救助船"海巡 01"轮加入"急诊创伤救治"序贯医疗联盟①

2024 年 2 月,"海巡 01"与上海市同济医院急诊创伤救治中心联合开展了"序贯医疗"交流会,并揭牌了"序贯医疗"体系建设项目,旨在联手打造海陆一体化的创伤急救体系,提升海上医疗救援效率,促进海陆应急医疗联动,为更多百姓生命健康保驾护航。

"海巡 01"轮,船长 128.6 米,型宽 16 米,吃水 7.9 米,续航力大于 1 万海里,2013 年列编时是中国规模最大、装备最先进、综合能力最强的海事公务船,也是中国第一艘兼具海事监管和救助功能的大型巡航救助船。主要职责是在国家管辖的海域范围内执行海事巡航、安全监管、海上搜寻救助、海事取证调查、海上船舶溢油监测和应急处置等任务,也曾经是马航 MH370 失联客机搜

---

① 来源:【新闻】扬帆起航,向海向未来——同济大学附属同济医院与上海海事局专家领导举行交流会暨"序贯医疗"建设项目揭牌仪式 https://mp.weixin.qq.com/s/FZoFoFz8CRxhCkc7nHWdUQ

寻的中方舰队指挥船,是一艘有光荣历史、有故事、有文化的船舶。

通过海陆联合开展"序贯医疗"体系建设,面向船员常见伤病定向开展急救科普,为海上救援提供远程医疗支持,组织海陆一体化应急救援演练,有助于提升海陆协同应急救援能力,守护人民生命安全。

四、"序贯医疗"理念受到社会和媒体广泛关注

"序贯医疗"理念及其应用实践受到学术界、媒体等广泛关注与赞誉,社会影响力逐渐提升。

(一)上海申康医院发展中心将"序贯医疗"列为市级医院再造就诊服务流程的典型案例[①]

2024年5月,上海申康医院发展中心公开发表文章"让患者体验'便捷'上海市级医院再造就诊服务流程",报道了各市级医院再造就诊服务流程,改善就医感受提升患者体验的典型案例。"同济大学附属同济医院聚焦'序贯医疗'新理念,建成本市首个集成化创伤中心,实现医疗急救流程再造,最大限度减少医疗救治时空内的'中间环节',打造最通畅的急救绿色通道。通过高度资源集成和属地化管理,为创伤患者提供从接诊到治疗再到康复的'一站式'服务,将'首诊负责制'提升为'首诊治疗制',危重创伤患者的抢救平均处置时间缩短在1小时以内,抢救成功率达到99%。"受到称赞。

(二)新华社报道上海探索"序贯医疗"提升患者救治率[②]

2024年8月,新华社客户端发表文章"上海探索'序贯医疗'提升患者救治率",肯定了上海市同济医院、上海市嘉定区中心医院等医疗机构通过建设"序贯医疗"体系,助力急诊和创伤学科发展的做法。

对于患者尤其是急危重症患者来说,在狭窄的黄金抢救窗口期内,采取确定性救治的时间节点越早,其生存率越高。序贯医疗促进了院前院内救治流程的深度融合渗透,对提升区域整体创伤救治能力,筑牢区域危、急、重创伤患者

---

① 来源:上海申康医院发展中心,《让患者体验"便捷"上海市级医院再造就诊服务流程》,2024. https://mp. weixin. qq. com/s/lE-PBuC_hUHYXYSXUijhwg
② 来源:新华社,《上海探索"序贯医疗"提升患者救治率》,2024. https://h. xinhuaxmt. com/vh512/share/12141968? d=134d9ac&channel=weixin

的生命防线意义重大。

(三)《中国医院院长》杂志报道"序贯医疗"新理念①

2023年10月,《中国医院院长》杂志第19卷第19期发表文章"聚焦'序贯医疗'新理念",指出上海市同济医院大健康工程管理研究所和急诊创伤救治中心在国内率先提出"序贯医疗"的概念,这也是国际首创的新理念。

"序贯医疗"体系将预防、救治、康复与人文关爱纳入一体化治理,基于医、防、康一体化视角,能够为患者提供从接诊到治疗再到康复的"一站式"服务,实现"以患者为中心"的医疗急救流程再造。这种"一站式"主要体现在院前院内序贯、院内诊疗序贯和病房康复序贯三个层面。

院前院内序贯指院前急救与院内救治通过共享交集患者的病历信息、联动协同开展医疗救治等方式,发挥各自优势促进彼此在人才、技术、服务等方面的双向互动,提升院前院内技术力量的同质化水平,为患者提供连贯的高质量医疗急救服务,真正实现"上车即入院"。

院内诊疗序贯指通过建设集成化创伤中心,搭建医院急救大平台,尽可能地压缩预诊时间,提升绿色通道效率,第一时间给予生命支持、完成损伤控制,为后续专科开展确定性治疗提供平台对接,实现院内急诊与专科联合诊疗的高效决策,解决救护车压床、抢救室滞留时间长等传统医疗模式存在的突出问题。

病房康复序贯指通过开展联合教学查房、高危人群科普、创新人文关爱等方式,将健康促进纳入医务人员的本职工作,拓展传统医疗的空间,提升院前院内医务人员的职业获得感,改善患者就医体验,践行"把以治病为中心"转变为"以人民健康为中心"。

(四)学术专著《大健康工程与医疗新质生产力》将"序贯医疗"纳入医疗新质生产力的典型实践②

2024年上海书展期间,被人民日报、新华社等媒体重点推荐的学术专著《大健康工程与医疗新质生产力》将"序贯医疗"列为创伤救治领域的医疗新质生产力典型实践。"序贯医疗"是基于系统工程视角对大健康的全息性理解,不

---

① 郭潇雅. 聚焦"序贯医疗"新理念[J]. 中国医院院长,2023,19(19):68-69.
② 来源:上海科学技术文献出版社,《新质生产力探索系列(二)——序贯医疗与大健康工程》,2024. https://mp.weixin.qq.com/s/OdHD00P8uCz1Tiy9H61Gaw

仅促进了医疗实践的高效能、高质量发展，也体现了中华文化对和谐与秩序的不懈追求以及对生命的至高尊重。

"序贯医疗"也为现代集成化创伤中心的建设提供了理念指导，推动了公众、患者、医院、院前急救机构、康复机构等主体的多重互动与协同合作，以医防融合为导向构建了"以人为本"的全过程创伤防治体系，在此过程中形成了新理论、新技术、新应用。

AR、AI等技术在序贯医疗中的创新应用，也为未来健康产业的高质量发展提供了重要着力点。例如，增强现实（AR）技术在精准医疗、手术导航、医学教育、护理实践等领域的应用日益广泛，能够为医生提供前所未有的手术视野和操作体验，辅助医生进行疑难复杂疾病诊断、手术规划和患者教育，极大地提高了手术的精准度和效率；知识图谱、机器学习、图像识别、自然语言处理等人工智能（AI）技术在医疗健康领域的应用能够大幅提升临床决策效率，基于不同场景辅助医疗团队制定更加精准的治疗方案。

此外，序贯医疗还促进了智慧急救平台业态的创新。围绕院前、院内、院后共同诊疗的患者，通过电子信息平台达成基于病例交集的患者救治信息共享，在数据隐私保护的基础上建立大健康全过程数据库，促进调度中心、急救中心、综合医院、社区医院、康复医院、疾控中心等单位的多边互动与流程协同，为城市智慧急救平台建设提供数据引擎，保障救治全过程的有序性、延续性和连贯性。

在序贯医疗的合作联盟框架下，通过制度建设、技术提升、管理创新、社会参与和文化支撑，以集成化创伤中心为核心的网络化结构有助于增强城市创伤急救体系的韧性，促进城市治理能力现代化水平的提升。